Knaur.

Knaur.

Weitere Bücher von Oliver Kuhn im Knaur Taschenbuch Verlag:
Sorge dich nicht – fege! (zusammen mit Antje Steinhäuser und Veronika Immler)

Über den Autor:
Oliver Kuhn hat die Deutsche Journalistenschule in München besucht und arbeitet als Reporter beim *Playboy*. Er ist Autor mehrerer Bücher.

OLIVER KUHN

ENDLICH RAUCHER!

100 gute Gründe (wieder) zu rauchen

Knaur Taschenbuch Verlag

Besuchen Sie uns im Internet:
www.knaur.de

Originalausgabe September 2006

Ein Unternehmen der Droemerschen Verlagsanstalt
Th. Knaur Nachf. GmbH & Co. KG, München

Umschlaggestaltung: ZERO Werbeagentur, München
Umschlagabbildung: FinePic, München
Satz: Adobe InDesign im Verlag
Druck und Bindung: Clausen & Bosse, Leck
Printed in Germany
ISBN-13: 978-3-426-77906-4
ISBN-10: 3-426-77906-4

2 4 5 3 1

Warnung: Dieses Buch enthält 0,9 mg Halbwahrheiten und 9 mg Humor (als Kondensat)

Marie Ellis starb im Dezember 2004 im Alter von 105 Jahren. Sie war ihr Leben lang starke Raucherin. Die Mitbewohner des Seniorenheims spendierten ihr zur Beerdigung einen Trauerkranz in Form einer Zigarette. Nach ihrem Tod wollte sie, das versteht sich von selbst, eingeäschert werden.

Als die Französin Jeanne Calment im Alter von 122 Jahren starb, hatte sie rund 100 Jahre lang geraucht. Oft wurde sie nach dem Geheimnis ihres langen Lebens gefragt. Ihre Antwort: »Ich lache oft.«

Auch mein Großvater Walter Brehm rauchte sein Leben lang mit großer Inbrunst.

Er entschlief selig, während ich an diesem Buch schrieb, im Alter von 90 Jahren.

Dieses Buch ist Euch gewidmet.

Einleitung

Willkommen daheim, im Schoß der engsten Raucherfamilie. Setzen Sie sich gemütlich hin und zünden Sie sich eine Zigarette an.
Lassen Sie uns einen tiefen Zug nehmen. Lauschen wir dem Glimmen der Zigarettenspitze. Lassen wir den Alltag für eine Zigarettenlänge hinter uns. Umwölkt von duftenden Tabakschwaden, liest sich dieses Buch am besten.
Sie brauchen keine Angst zu haben vor hysterischen Schreckensvisionen oder Appellen an Ihr Schuldgefühl. Ich beschütze Sie vor den Repressionen und Diffamierungen der Gesundheitsfanatiker.
Lesen Sie dieses Buch. Wenn Sie es nach der letzten Seite zuschlagen, werden Sie ein stolzer und zufriedener Raucher sein. Sie werden über genug Selbstbewusstsein, Durchsetzungskraft und Stolz verfügen, um selbst den aggressivsten Anfeindungen und Attacken der übermächtigen Nichtraucherlobby standzuhalten.
Auch als Nichtraucher heiße ich Sie herzlich willkommen. Aller Anfang ist schwer. Schämen Sie sich nicht, wenn Sie beim ersten Mal husten müssen oder Ihnen schwindlig wird. Dieses Buch wird Sie sehr behutsam an den Tabak heranführen. Nehmen Sie sich Zeit. Es kann Monate, manchmal sogar Jahre dauern, bis Sie zwei

Schachteln am Tag rauchen können, ohne Kopfschmerzen davon zu bekommen.

Dieses Buch wendet sich an alle, die gerne rauchen und es sich nicht abgewöhnen möchten. Es richtet sich auch an all diejenigen, die mit dem Rauchen anfangen oder mehr rauchen möchten. Und nicht zuletzt bietet es eine wichtige Argumentationshilfe, wenn Sie Nachbarn, Freunde oder Verwandte vom Rauchen überzeugen möchten.

Damit Sie endlich wieder unbeschwert genießen können.

Achtung Nichtraucher!

Neue Studien beweisen, dass 100 Prozent aller Nichtraucher sterben. Und dennoch fangen immer noch viele Menschen nicht mit dem Rauchen an. Warum nur?

Homo sapiens nicotini

Der *Homo sapiens nicotini,* im Volksmund schlicht »Raucher« genannt, gehört zur Gruppe der Gelbfinger und Teeratmer. Er kommt weltweit vor, wenngleich er in vielen Ländern bereits auf der Roten Liste steht. Besonders in Amerika und Europa wird er verfolgt und ist von der Ausrottung bedroht.

Häufig wird er in Raucherecken, Bars, vor Hauseingängen und auf zugigen Balkonen gesichtet, wo er durch sein überaus fröhliches und geselliges Wesen auffällt. Dabei entzündet er in regelmäßigen Abständen eine kleine weiße Stange, von Anthropologen »Zigarette« genannt, die das klare Erkennungsmerkmal des *Homo sapiens nicotini* ist.

Doch auch wenn er gerade keine Zigarette im Mund hält, kann es sich um ein Exemplar dieser Gattung handeln. Um in diesem Fall sicherzugehen, ob es sich um einen *Homo sapiens nicotini* handelt oder nicht, empfiehlt es sich, das Exemplar eine Zeitlang zu beobachten; über kurz oder lang wird der echte *Homo sapiens nicotini* sich eine Zigarette zwischen die Lippen stecken.

Die Untergattung *Homo sapiens kettennicotini* hat nahezu immer einen solchen Stab im Mund. Besonders in den Morgenstunden ertönt sein kräftiges Husten, ein Signal, mit dem der *Homo sapiens nicotini* sein Revier markiert und Weibchen anlockt. Er wird durchschnittlich 64 bis 69 Jahre alt.

Untergattung: der Homo sapiens nicotini donantus

Dieser ausgesprochen unangenehme Parasit, auch »Schnorrer« genannt, ist häufig in der Nähe des *Homo sapiens nicotini* anzutreffen. Von seinen ständig wechselnden Wirten erbittet er Zigaretten, die er weder bezahlt noch zurückgibt.

Homo sapiens nonfumare

Der *Homo sapiens nonfumare,* im Volksmund schlicht »Nichtraucher« genannt, gehört zur Gruppe der Gesundheitsapostel, Langweiler und Nervensägen. Er hat sich in den letzten Jahrzehnten sehr stark ausgebreitet und ist besonders in Amerika und Europa bereits zu einer Plage geworden. Häufig wird er in Nichtraucherbereichen und auf Sportplätzen angetroffen, von wo aus er andere Gattungen, wie den weitaus friedfertigeren *Homo sapiens nicotini,* aus ihrem Lebensraum verdrängt und auszurotten versucht. Dabei gibt der *Homo sapiens nonfumare* ein nachdrückliches bellendes Husten und heisere Laute von sich, die als Drohgesten zu verstehen sind. Besonders skrupellos geht dabei die Gattung *Homo sapiens exfumare* vor. Der *Homo sapiens nonfumare* wird durchschnittlich 68 bis 73 Jahre alt.

Was wirklich passiert, wenn Sie mit dem Rauchen aufhören

Immer noch gibt es Menschen, die so verantwortungslos sind, dass sie von einem Tag auf den anderen mit dem Rauchen aufhören. Ihnen scheint nicht klar zu sein, welchen Schaden sie damit anrichten: Die sympathische Tabakpflückerfamilie Savos-Mendos aus Honduras etwa verliert ihre Existenzgrundlage, wenn nur hundert Deutsche zu rauchen aufhören.

Der dreiundvierzigjährige Jorge Savos-Mendos und seine Frau Valerie werden von der Plantage gejagt, die Eltern büßen ihren Job, ihre kleine Wellblechhütte und den Zugang zu dem einzigen sauberen Brunnen weit und breit ein, die hübschen Töchter Ana, Maria und Goya verlieren jede Chance auf eine schulische Ausbildung. Die Mädchen landen in einem dreckigen Provinzpuff, der Vater muss für ein lächerliches Gehalt im Aloe-vera-Steinbruch schuften.

Die Organisation »Raucher ohne Grenzen« verweist auf die fürchterlichen Verhältnisse in den Slums Mittelamerikas, für die ganz eindeutig die Nichtraucherbewegung Nordamerikas verantwortlich ist.

Doch noch ist nicht alle Hoffnung verloren. Bei der Welthraucherhilfe können Sie schon mit einer Stange im

Monat die Patenschaft für eine Tabakpflückerfamilie übernehmen. Bei der Organisation »Teera inkognita« quarzen derzeit über tausend engagierte Kettenraucher für ein Schulprojekt in Nicaragua. Die Aktion »Teer für die Welt« empfiehlt, an Silvester auf ein Feuerwerk zu verzichten und statt dessen zwischen den Feiertagen mehr zu rauchen, um den Welttabakbedarf anzukurbeln. Die Hilfsorganisationen »Aktion Rauchzeichen« und »Der internationale rote Balken« haben bereits Spendenkonten eingerichtet.

Doch auch bei uns sind die Folgen des Nichtrauchens nicht abzusehen. Hier das wahrscheinlichste Szenario: Schließung der Streichhölzer- und Feuerzeugfabriken, Massenentlassungen, Zusammenbruch der Wirtschaft, Krise in ganz Europa, die Alliierten sind in Alarmbereitschaft, die UNO interveniert, die USA wagen einen Alleingang, Dritter Weltkrieg.

Typische Krankheiten, an denen Nichtraucher sterben

Darmkrebs
Hirnschlag
Parkinson
Malaria
Tetanus
Leberkrebs
Grippe
Pankreaskrebs
Alzheimer
Aids
Bluthochdruck
Durchfall
Tbc

Es lebe das Schmerzensgeld

Ein Amerikaner hat einen Tabakkonzern auf 170 Millionen Dollar Schadensersatz verklagt, weil er Krebs bekommen hat. Das ist doch eine ganz großartige Sache, wenn man jemand anderen für sein Handeln verantwortlich machen kann. Ich habe jetzt meine Eltern verklagt, weil sie mir so schlechte Gene mitgegeben haben: Meine Haare fallen aus, ich kriege Papis Speckschwarten und Muttis Rückenprobleme. Auch die Erziehung war nicht optimal. Als Entschädigung wäre ich mit 80 Millionen Euro zufrieden. Die Anwälte haben mir allerdings geraten, auf weniger zu klagen, weil meine Eltern nur eine karge Rente bekommen. Na gut, dann belange ich eben meine erste Freundin, weil sie mir die Jugend vergällt hat. Sie war der größte Fehler meines Lebens. Sie hat mich verlassen für Sven-Eric von der Parallelklasse. Da sollte mir das Gericht mindestens 1 Million Euro zusprechen. Von meiner Ehefrau will ich eine Billion, schließlich wusste ich vorher nicht, worauf ich mich eingelassen habe. Einen morgendlichen Raucherhusten habe ich auch schon. Es wäre schön, wenn mir ein Tabakkonzern 10 000 Euro Rente im Monat dafür zahlen könnte, dann muss ich nicht mehr arbeiten.

Liebeserklärung an eine Freundin

Sie ist die einzige, die mich nicht verlassen hat. Ich habe mir *ihr* Schluss gemacht. Auch wenn das jetzt hart und herzlos klingt, sie war fertig, am Ende, ausgelutscht. Ich konnte nichts mehr mit ihr anfangen.
Natürlich habe ich die gemeinsame Zeit mit ihr genossen. Es war eine sehr intensive Zeit. Ich habe sie entdeckt, da war sie noch jungfräulich. Ich fand sie so schön schlank. Sie hatte einen hellen Teint. Sie war so uneigennützig. Viel barmherziger als die anderen, die ich vor ihr hatte. Sie gab sich mir hin – mit ihrem ganzen Körper. Sie erbebte, erglühte regelrecht, als meine Lippen an ihr spielten. Je mehr sie entflammte durch die Kraft meines Mundes, um so mehr Vergnügen bescherte sie mir. Doch dann, von einem Moment auf den nächsten, blieb von ihr und unserer Liebe nur ein Häuflein Asche.
Wenig später hatte ich eine Neue. Ich war noch nie sonderlich treu. Ich brauchte Abwechslung, neue Abenteuer, frische und unverbrauchte Gefährtinnen.
Bei meiner aktuellen bin ich eher eigen und eifersüchtig. Ich mag es nicht, wenn andere Männer begehrliche Blicke auf sie werfen. Manchmal frage ich mich, warum ich immer etwas Neuem hinterherjage. Warum bin ich

nie zufrieden, obwohl es doch immer wieder das alte Spiel ist? Ich fürchte, es wird mein ganzes Leben so weitergehen.
Andererseits sehne ich mich nach einer dauerhaften Beziehung. Eine, die jene zarte Erregung wachruft, die sich in um so stärkerem Maß erneuert, je mehr ich ihr nachgebe. Eine, die meine Begierde entflammt, die sie letztlich löschen sollte. Eine, die eifersüchtig darüber wacht, dass ich ihr die geforderte Hingabe entgegenbringe. Ich fühle mich regelrecht abhängig von der Liebe zu diesen Glimmstengeln.

Im Dunst der Phantasie

Eine Zigarette ist ein bisschen Tabak mit Papier außen rum, Feuer an dem einen und einem Deppen an dem anderen Ende.« So sagt der Volksmund. Das ist der Ausgangspunkt. Da ist jede Menge Platz für die Phantasie der Werbeschaffenden. Die Zigarette ist die ideale Projektionsfläche für die Magie der Einbildungskraft. Der Nebel des Rauches kann den Raucher in alle möglichen Orte und Situationen versetzen. Eine Zigarette ist das Vehikel für eine wunderbare Reise des Geistes und der Phantasie. Man wird lässig und faul mit Nil, freakig und exhibitionistisch mit West oder ein Cowboy mit einer Marlboro.

Schließt die Augen und hört das Geräusch des Streichholzes, wie es in der Kinowerbung entflammt, dieses übertrieben laute Anprietzeln der Zigarette und dann die total verknödelte Stimme: »Welcome to Marlboro Country.«

Das ist doch auf jeden Fall attraktiver als der Alltag in Oer-Erkenschwick. Natürlich gibt es auch in Marlboro Country zickige Kühe. Aber mit denen ist man nicht verheiratet.

Man reitet ein bisschen auf dem Pferd durch die Gegend und qualmt in den Sonnenuntergang hinein. Ich liebe diese Werbung. Leider mussten die coolen Cowboys alle paar Jahre ausgetauscht werden, weil sie längst vom Lungenkrebs gemeuchelt im Marlboro Heaven weilen.

Der erste Slogan für Marlboro war übrigens »So mild wie der Mai«. Er richtete sich an Frauen als Zielgruppe. Das besondere an Marlboro war ein Filter, der nicht am Lippenstift klebenblieb. Das ist natürlich ziemlich weit entfernt vom faltigen Marlboro-Mann und seinen unleidlichen Rindern.

Da merkt man auch, wieviel Spielraum die Werber haben. Von einem Tag auf den anderen könnte der Slogan wieder wechseln. Dann heißt es plötzlich: »Hallöchen bei Tante Marlboro.« Das könnte eine alte Schrulle sein, die in ihrem Wohnwagen Fliegen fängt. Marlboro könnte auch eine Sportlermarke werden, für die Michael Schumacher in seinem Formel-1-Wagen mit piepsiger Stimme verkündet: »Welcome to Marlboro Auto.«

Tolle Werbung

Tolle Werbung 1

Lucky Strike zielte auf die weiblichen Figurprobleme mit dem wunderbaren Slogan:

»Nimm dir eine Lucky Strike
anstelle einer Süßigkeit.«

Der Slogan wurde (leider) wegen Irreführung verboten.

Tolle Werbung 2

1967 brachte American Tobacco die Zigarette Silva Thins mit folgendem großartigen Slogan auf den Markt:

»Zigaretten sind wie Mädchen.
Die besten sind dünn und geschmackvoll.«

Tolle Werbung 3

Superpfiffig, aber extrem erfolglos war der Slogan der Marke Strand:

»Mit einer Strand bist du nie allein.«

Das preisgekrönte Workout: in 20 Tagen vom Nichtraucher zum Kettenraucher

Klarheit verschaffen

Sie wollen gerne rauchen? Sind Sie sich sicher, dass Sie es wirklich ernst meinen? Ist es nicht vielleicht nur eine Laune? Rauchen ist keine Mode. Das macht man nicht für einen Tag. Das ist eine Passion fürs Leben. Eine Angewohnheit, die Sie Ihr Leben lang so leicht nicht mehr ablegen werden.

Zweifel vertreiben

Viele Leute fragen, wann der richtige Moment ist, um mit dem Rauchen anzufangen. Ich sage immer: »Jetzt!« Natürlich ist es toll, wenn man schon als Jugendlicher nach dem Sex eine Zigarette rauchen konnte. Aber auch für Erwachsene ist es nicht zu spät. Sogar Rentner können auf dem zweiten Bildungsweg noch eine Karriere als Raucher starten. Das ist das Tolle am Rauchen: Man ist nie zu alt.

Willen stärken

Sie sollten sich natürlich schon fragen, warum Sie mit dem Rauchen anfangen wollen. Haben Sie dieses Buch vielleicht geschenkt bekommen und sind sich selbst noch gar nicht sicher? Wollen Sie nur aus Gruppendruck rauchen oder weil Sie der rauchende Ehepartner unter Druck setzt? Sind Sie in eine Clique fanatischer Raucher geraten, die Sie nur akzeptieren, wenn Sie filterlose Kippen qualmen, ohne einen Erstickungsanfall zu bekommen? Kauen Sie an den Fingernägeln? Wissen Sie nichts mit Ihren Händen anzufangen? Haben Sie Probleme mit dem Stuhlgang? Wollen Sie abnehmen? Kommt der Bus immer zu spät? Egal, es gibt viele gute Gründe. Ich werde Sie nicht in die unschöne Situation bringen, sich rechtfertigen zu müssen.

Aller Anfang ist schwer

Sie haben immer noch nicht angefangen? Sie trauen sich nicht? Sie haben sogar schon vieles versucht, um mit dem Rauchen anzufangen – Hypnose (»Sie wollen jetzt rauchen«), Akupunktur (Lungenzugpunkte hinter dem Ohr), Nikotinkaugummis, Anonyme Nichtraucher, Smokewatchers –, und haben es dennoch nicht geschafft? Setzen Sie sich nicht unter Druck. Vertrauen Sie der Oliver-Kuhn-Technik. Wenn Sie dieses Buch zu Ende gelesen haben, erst dann haben Sie es geschafft. Sie dürfen, während Sie dieses Buch lesen, weiter nicht rauchen. Erst wenn Sie die letzte Seite zuschlagen, sollten Sie sich eine anzünden.

Vorbereitung

Als erstes sollten Sie sich in die Nähe von Rauchern begeben. Gehen Sie in schummrige Nachtlokale, Bowlingbahnen, Pilspubs, suchen Sie die Nähe von Gossenpoeten, Salonsozialisten, Bordsteinschwalben, Obdachlosen, Lokaljournalisten, Fußballfans, Drogendealern, Zuhältern, Taxifahrern und Filmregisseuren. Brechen Sie jeglichen Kontakt mit Personen ab, die moralisierende Nichtraucher sind. Auch wenn es sich dabei um Ihre Eltern oder Ehepartner handelt. Meiden Sie Sportclubs, Arztpraxen und Fitnesscenter. Schauen Sie die guten alten Filme aus den vierziger Jahren an. Früher war ein Film erst dann zu Ende, wenn die Packung leer war. Reisen Sie doch mal nach Kuba oder Russland statt nach Amerika.

Auf den Lifestyle kommt es an

Was bringt Sie schlecht drauf? Verlassen Sie Ihren Partner. Liebeskummer hilft. Natürlich ist auch Stress hilfreich. Machen Sie Überstunden, setzen Sie sich Ziele, die Sie unter normalen Umständen nicht erreichen können. Trinken Sie Alkohol, das hilft ungemein. Schon morgens ein Bier oder ein Wein beim Mittagessen sind der beste Humus für eine Zigarette.

Die Qual der Wahl

»Aber was soll ich denn rauchen?« werden Sie nun fragen. Ich finde, jeder Mensch sollte seine Lieblingsdarreichungsform selber entdecken. Rauchen Sie Zigarren und Zigarillos, Pfeife und Zigaretten, mit und ohne Filter, mit Menthol oder angereichert mit Haschisch. Sogenannte Light-Zigaretten sind nicht etwa leichter, sondern wiegen genausoviel wie normalstarke Kippen. Leider haben sie auch nicht weniger Kalorien. Aber das ist doch prima: Sie müssen nicht Light rauchen, wenn Sie abnehmen wollen. Mentholzigaretten sind sehr geeignet, wenn Sie einen rauhen Hals haben oder besonders gesundheitsbewusst sind. Es ist für jeden etwas dabei, nehmen Sie sich Zeit und suchen Sie sich etwas aus.

Der Ort

Nun kommt es zu Ihrer ersten Zigarette. Wählen Sie einen lauschigen Ort dafür. Ihre Jungfräulichkeit haben Sie bestimmt auch nicht in einer vollbesetzten Kneipe verloren. Oder etwa doch? Denken Sie daran, ein Feuerzeug bereitzulegen. Für einen Anfänger ist es ausgesprochen schwer, die Zigarette an der Herdplatte, mit Feuersteinen oder Brennglas zu entzünden.

Nehmen Sie die Zigarette locker zwischen die Lippen. Beißen Sie nicht hinein, aber achten Sie auch darauf, dass sie Ihnen nicht gleich wieder aus dem Mund fällt. Sie müssen die Zigarette nicht mit Ihrem Speichel nass machen. Die modernen Zigaretten sind so konstruiert, dass Sie sich die Lippen nicht verbrennen werden.

Nehmen Sie die Zigarette locker zwischen zwei Finger. Sehr geeignet sind Zeige- und Mittelfinger, die in einer Art V abgespreizt werden. Bitte quetschen Sie nicht zu fest, sonst kommt keine Luft mehr durch die Zigarette, und Sie können nicht daran ziehen. Natürlich können Sie die Zigarette auch zwischen Daumen und Zeigefinger klemmen. Üben Sie dafür das Zeichen, das gemeinhin unter der Bezeichnung »Arschloch« bekannt geworden ist. Probieren Sie es aus. Bei Anfängern ist es zunächst egal, wie es aussieht, Hauptsache, Sie können die Kippe zum Mund führen, ohne sich zu verbrennen.

Entzünden Sie nun die Zigarette an dem Ende, an dem sich kein Filter befindet. Das ist sehr wichtig. Viele Leute haben sich bei mir über den herben Geschmack von Zigaretten beschwert. Bei einer umfassenden Überprüfung haben wir dann gemeinsam festgestellt, dass sie den Filter entzündet haben. Das Rauchen des Filters ist wirklich nur eine Übung für starke Raucher, die den letzten Kick suchen.

Training ist alles

Rauchen sieht aus der Distanz ziemlich einfach aus: Man muss den Rauch einsaugen und wieder ausblasen. Aber in Wirklichkeit ist es viel schwieriger. Sie müssen eigentlich zweimal einatmen, sonst paffen Sie nur. Versuchen Sie Zug um Zug tiefer und länger zu inhalieren. Ein guter Raucher kann den Qualm locker zwei Minuten in der Lunge lassen, ohne zu husten. Erst dann entfaltet das Nikotin seine maximale Wirkung.

Viele Menschen machen beim ersten Mal schlechte Erfahrungen. Es tut weh. Es geht zu schnell. Mutti kommt rein. Und dennoch geben sie dem Geschlechtsverkehr eine zweite Chance. Auch das Rauchen ist beim ersten Mal oft ein wenig unerquicklich. Es wird besser mit jedem Mal – das ist wie beim Sex.

Der Weg zum Profi

Wenn Sie nun die erste Zigarette geraucht haben, kann es sein, dass Ihr Körper ein wenig gereizt reagiert. Sie müssen husten, Ihnen wird schwindlig oder gar schlecht. Das ist ganz normal, lassen Sie sich davon nicht verunsichern.

Die ersten Wochen sind natürlich schwierig. Oft sind Sie den ganzen Tag unterwegs, womöglich im Arbeitsstress, und es könnte passieren, dass Sie schlicht vergessen zu rauchen. Schreiben Sie sich kleine Post-its zur Erinnerung, die Sie in Ihrem Büro und in der Wohnung

verteilen. Nikotin macht leider nicht so schnell abhängig, wie Sie vielleicht meinen. Doch diese Vergesslichkeit bessert sich mit der Zeit: Wenn Sie erst süchtig sind, kann Ihnen das nicht mehr passieren.
Fortgeschrittene Raucher sind mit dem profanen Rauchen häufig nicht mehr zufrieden. Blasen Sie den Rauch mal durch die Nase aus. Profis können sogar durch die Ohren ausatmen. Eine brasilianische Performancekünstlerin kann eine Zigarette sogar mit ihrer Vagina rauchen. Aber bitte setzen Sie sich nicht gleich zu hohe Ziele.

Viel Spaß!

Was passiert, wenn Sie mit dem Rauchen aufhören

1. Sie sind nervös.
2. Sie können sich auf nichts konzentrieren.
3. Sie wissen nichts mit Ihren Händen anzufangen.
4. Sie sitzen stundenlang auf der Toilette.
5. Sie sind schlecht gelaunt.
6. Sie benehmen sich, als hätten Sie Ihre Tage.
7. Sie nerven Ihre Kollegen und Freunde.
8. Sie verlieren Ihren Job und Ihre Freunde.
9. Sie streiten sich mit Ihrem Partner.
10. Sie werden verlassen.
11. Sie trösten sich mit Süßigkeiten.
12. Sie werden dick.
13. Sie finden keinen neuen Partner, weil Sie dick sind.
14. Sie hegen Selbstmordgedanken.
15. Sie rauchen eine letzte Zigarette.
16. Sie bitten Ihre ehemals beste Freundin um Hilfe.
17. Sie rauchen wieder.
18. Sie nehmen ab.
19. Sie finden wieder einen Partner.
20. Sie finden wieder einen Job.
21. Sie sind glücklich

Wertvolle Eingriffe ins Raum-Zeit-Gefüge: Warum der Bus immer dann kommt, wenn man sich eine Zigarette anzündet

Schicksalsanalytiker und Zeit-Raum-Philologe Prof. Dr. Dr. Eugenius Heidenbrummer erklärt, warum der Bus immer genau dann kommt, wenn man sich eine Zigarette anzündet

Es gibt verschiedene interessante Erklärungen für dieses Phänomen. Da ist zunächst der psychologische Ansatz. Der Wartende erscheint an einem Ort und verbringt einige Zeit mit Warten. Dann zündet sich der Raucher eine Zigarette an. Kommt der Bus just in diesem Moment um die Ecke, nimmt er einen vermeintlichen Zusammenhang zwischen der Ankunft des Busses und dem Entzünden der Zigarette wahr. Es handelt sich um einen Konditionierungsprozess. Vergleichbar ist dieser Prozess mit den Ergebnissen des russischen Verhaltensforschers Iwan Pawlow. Bei seinen Versuchen wurden Hunde gefüttert und gleichzeitig eine Glocke geläutet. Später bekamen die Hunde schon beim Läuten der Glocke Speichelfluss, auch wenn sie gar nicht gefüttert wurden. Mit dem Rauchen und dem Bus ist das sehr ähnlich, nur wird hier eben der Bus konditioniert und nicht der Raucher.

Beharrlichkeit, Unbeugsamkeit, Wille – warum uns Warnhinweise ganz egal sind

Seit dem 1. Januar 1966 tragen Zigaretten in Amerika den Warnhinweis »Rauchen könnte schädlich für Ihre Gesundheit sein«. Im selben Jahr stieg der Zigarettenverkauf in den USA um 7,8 Milliarden Stück. Vielen Rauchern scheinen die Warnhinweise nicht sonderlich zu imponieren. Der einzige Warnhinweis auf deutschen Zigarettenschachteln, der zumindest Frauen wirklich nahegeht, lautet: »Rauchen lässt Ihre Haut altern«. Doch das ist eine offenkundige Lüge. Es ist zweifelsfrei das Altern selbst, das die Haut altern lässt, wie man an meiner Großmutter sieht, die ihr Leben lang Nichtraucherin war. Uns Männer schockiert allenfalls der Hinweis auf Impotenz.

Ich wähle die Zigarettenpackung am Kiosk immer nach den Warnhinweisen aus. Am liebsten nehme ich »Rauchen in der Schwangerschaft schadet Ihrem Kind«, weil mich das erkennbar nicht tangiert.

Mein schönstes Raucherlebnis

Als im Jahr 2004 das olympische Feuer durch die Leopoldstraße in meiner Heimatstadt München getragen wurde, durfte mein Freund Florian die olympische Fackel ein paar hundert Meter weit tragen. Auf halbem Weg rief ich ihm durch die Menschenmassen zu. Er stoppte, kam zu mir, und ich zündete mir mit dem olympischen Feuer die Zigarette an. Ich weiß nicht, ob das dem olympischen Geist entspricht. Aber es war ein sehr aufregender Moment für mich. Ich habe versucht, das olympische Feuer meiner Zigarette bis zur Olympiade sechs Wochen später am Glimmen zu halten und mir mit der einen Zigarette die nächste anzuzünden. Aber schon in der ersten Nacht schlief ich ein, und das Feuer erlosch.

Die schönsten Momente meines Lebens

- Meine erste Zigarette
- Die Friedenskippe nach dem schlimmen Streit mit meinem Freund Hannes
- Als ich die erste Zigarette vor meinen Eltern geraucht habe
- Die Fluppe nach meiner missratenen Abi-Prüfung
- Die erste Kippe, nachdem ich vier Monate mit dem Rauchen aufgehört hatte
- Die Kippe, die mir Ulrike vor der Unikantine angeboten hat
- Die Zigarette im Bett, nachdem ich mit Ulrike geschlafen habe
- Die Zigarette vor dem Krankenhaus, als Ulrike gerade meinen Sohn Leon gebar
- Die letzte gemeinsame Zigarette mit meinem Großvater
- Die erste gemeinsame Zigarette mit Leon

Ich bin sicher, es wird noch viele schöne Momente in meinem Leben geben.

Warum wir den Krieg verloren haben

Hitler und Himmler, die beiden schmierigen Nichtraucher, haben den Zweiten Weltkrieg verloren gegen das tapfere Raucher-Triumvirat Churchill, Roosevelt und Stalin. Die amerikanischen Soldaten bekamen in ihren Tagesrationen mehr und bessere Zigaretten als die deutschen Soldaten. Die Deutschen bekamen nur sechs Stück am Tag. Da haben viele Soldaten gesagt: »Mit sechs Zigaretten lege ich mich in keinen Schützengraben.« So haben letztlich die Soldaten gewonnen, die die höchsten Tagesrationen bekamen.
Nach dem Krieg rauchten die Deutschen am liebsten Lucky Strike. Es war die Möglichkeit, sich für ein paar Züge wie ein Sieger zu fühlen.

Rechenexempel I

Es wurde errechnet, dass durch das Rauchen in Deutschland pro Jahr ein volkswirtschaftlicher Schaden von 19 Milliarden Euro entsteht. Hier noch ein paar interessante Zahlen:

- Der volkswirtschaftliche Schaden durch Omas, die ewig brauchen, bis sie an der Supermarktkasse ihr Kleingeld aus dem Geldbeutel gefummelt haben: 20 Milliarden Euro.
- Der volkswirtschaftliche Schaden durch Leute, die morgens nicht mehr wissen, wo sie abends das Auto geparkt haben: 4 Milliarden Euro.
- Der volkswirtschaftliche Schaden durch Müllwagen, die minutenlang enge Straßen blockieren: 0,7 Milliarden Euro.
- Der volkswirtschaftliche Schaden durch Papierstau im Kopierer: 28 Milliarden Euro.
- Der volkswirtschaftliche Schaden, weil man dreiundzwanzig Stunden durchdrücken muss, wenn man seine Digitaluhr umstellen will: 34 Millionen Euro.
- Der volkswirtschaftliche Schaden durch Stifte, die nicht funktionieren, weil das Blatt fettig ist: 1,1 Milliarden Euro.

- Der volkswirtschaftliche Schaden durch versendete E-Mails, die erneut versendet werden müssen, weil die Absender das Attachment vergessen haben: 9 Milliarden Euro.
- Der volkswirtschaftliche Schaden durch Fahrstühle, die in einer Etage anhalten, ohne dass jemand ein- oder aussteigen will: 3,8 Milliarden Euro.
- Der volkswirtschaftliche Schaden durch Leute, die auflegen, weil sie sich nicht trauen, auf den Anrufbeantworter zu sprechen: 22 Milliarden Euro.
- Der volkswirtschaftliche Schaden durch verlorene Zeit, weil man in Tankstellen nach dem Schlüssel fragen muss, um die Toilette aufzusperren: 19 Millionen Euro.

Schatzsuche

Es ist spätnachts, die Kippen sind alle, und es fehlt genau 1 Euro für die nächste Schachtel.

Zehn Orte, wo noch ein bisschen Kleingeld versteckt sein könnte

- in der Sofaritze
- in der alten Winterjacke
- in der alten Trainingshose
- am Schrankboden
- in der Schachtel mit den ausländischen Münzen
- im Wäschesack
- in der Kosmetiktasche
- auf dem Schreibtisch
- Hat da nicht etwas im Vorgarten geglänzt?
- Ist die Nachbarin noch wach? Darf man morgens um vier Uhr noch klingeln?

Vergnügen mit bitterem Beigeschmack

Alles was Spaß macht, macht dick (und schwanger) oder ist ungesund. Gibt es einen Genuss auf dieser Welt, der keinen negativen Effekt auf die Gesundheit hat? Dicke gelten als gemütlich – aber allein in den USA sterben jährlich 300 000 Menschen an den Folgen ihrer Fettleibigkeit. (Sie bleiben in der Tür stecken oder platzen.) Noch viel schlimmer ist Sport: Wer verbietet Fußballspielern, dass sie sich und ihren Mitmenschen die Knie kaputtmachen, wer bewahrt Tennisspieler und Jogger vor kaputten Gelenken? Warum dürfen Menschen im Winter auf einen Berg fahren, um dann auf zwei schmalen Brettern den Berg wieder hinunterzurasen? Wo doch viele direkt ins Krankenhaus wedeln. Was sind wir für eine Gesellschaft, dass wir Leuten erlauben, im Hochgebirge herumzuklettern, am Ende noch mit Sandalen und Shorts? Wir brauchen mehr Verbote.

Noch acht Gründe, warum Rauchen irgendwie gut ist

1. Rauchen kann Erektionsstörungen verursachen. Endlich ein bisschen Ruhe!
2. Beim Austreten der Zigarette werden die Wadenmuskeln beansprucht.
3. Sie sind eingeladen. Sie sind schon unterwegs, da fällt Ihnen ein, dass es ein Kostümfest ist. Außer Ihren Zigaretten haben Sie nichts bei sich. Stülpen Sie sich je eine über einen Eckzahn, und schon sind Sie ein prima Vampir.
4. Wer raucht, kann Frauen im Nachtclub mit der genialen Frage anbaggern: »Haben Sie Feuer?«
5. Weiße Zähne passen nicht zu Ihrem Lieblingshemd.
6. Ein Filter braucht 100 Jahre, um sich aufzulösen. Sie schaffen etwas, das Sie überlebt.
7. Wenn die ganze Menschheit aufhört zu rauchen, was würde dann dort stehen, wo jetzt Tabak wächst? Broccoli? Weiße Partyzelte? Waschstraßen?
8. Als Raucher können Sie sich davor schützen, Opfer der Organmafia zu werden.

Wichtige Zitate I

»Nur das Rauchen unterscheidet den Menschen von anderen Lebewesen.«

Anonym

»Mit dem Rauchen aufzuhören ist kinderleicht. Ich habe es schon hundertmal getan.«

Mark Twain

»Der Wind bläst den Rauchern ins Gesicht, was deswegen besonders unangenehm ist, weil dadurch die Pfeife und die Zigarette unerwünscht schnell brennen und zu heiß werden.«

Herbert Rosendorfer

»Ich rauche, trinke schwarzen Kaffee, schlafe zu wenig, mache zu wenig Bewegung und bin auf diese Weise 70 Jahre alt geworden. Vielleicht wäre ich bei gesünderer Lebensführung heute schon 75 oder 80.«

Friedrich Torberg

»Rauchen ist ein Ritual, um böse Geister zu vertreiben, wie zum Beispiel Nichtraucher.«

Wolfram Weidner, dt. Journalist

»Ich hasse es, ein Nichtraucher zu sein, weil ich Raucher immer für die interessantesten Leute am Tisch halte.«

Michelle Pfeiffer

»Der Dandy treibt die ästhetische Verfeinerung und Eleganz bis zum Extrem, indem er Handlungen in ausgesucht schöner Manier ausführt, die es absolut nicht wert sind. Ein Dandy ist jemand, für den das Zigarettenrauchen zum einzigen Lebensziel avanciert.«

Théodore de Banville

»Wo der Tabak wächst, kann kein Hass gedeihen.«

kubanisches Sprichwort

»Die Burschen essen, sprechen und spucken, ohne je die Zigaretten zu stören, die in ihren Gesichtern leben.«

Raymond Chandler

»Um mir das Rauchen abzugewöhnen, sagte ich mir, ich wolle ja gar nicht mehr rauchen. Aber ich habe mir selbst nicht geglaubt.«

Barbara Kelly

»Toleranz kann man von den Rauchern lernen. Noch nie hat sich ein Raucher über einen Nichtraucher beschwert.«

Alessandro Pertini, italienischer Politiker

»Ich rief meinen Vater an und sagte ihm, dass ich aufgehört hatte zu rauchen. Er nannte mich einen Deserteur.«

US-Regisseur Steven Pearl

»Ich rauchte im Theater, vormittags bei der Arbeit, abends nach dem Essen, und ich hatte den Eindruck, wenn ich aufhörte zu rauchen, würde ich dem Theater sein Interesse, dem Abendessen seine Würze, der Vormittagsarbeit den frischen Schwung nehmen. Jedes unerwartete Ereignis, das meine Augen träfe, war, so schien mir, grundlegend verarmt, sobald ich ihm nicht mehr rauchend entgegentreten konnte.«

Jean-Paul Sartre (aus: Das Sein und das Nichts)

»Erwartet jemand, dass ich immer nur ein gütiger, warmherziger Mensch bin und nie mal eine Zigarette rauche oder ein Bier trinke?«

Prinz Harry, im TV-Interview an seinem 21. Geburtstag

»Sie haben recht, Rauchen ist ein Laster, ich werde mich gewiss dagegen einsetzen, sobald Sie mir eine Tugend nennen, die der Staatskasse 120 Millionen Francs einbringt.«

Charles Maurice de Talleyrand zu einer Tabakkritikerin

»Absurdität ist ein flüchtiges Vergnügen wie die Zigarette, die man lachend raucht, obwohl man genau weiß, dass sie schädlich ist.«

Norman Mailer

Gute Antworten.
Aus Gesprächen mit Rauchern

Interview mit David Sedaris

Sie behaupten, durch das Rauchen Ihre Ticks und Macken in den Griff zu bekommen.

»Ich bin ein sehr nervöser Mensch. Zigaretten helfen mir, mich nicht zu stark zu verkrampfen. Oft habe ich obsessive Gedanken. Sagen wir, ich lese auf einem Podium vor Publikum. Die Zuschauer sehen alles, was ich tue. In solchen Momenten denke ich: Ich darf auf gar keinen Fall meinen Penis berühren – bloß nicht. Und dann muss ich es einfach tun. Gerade in den USA, wo ich nicht auf der Bühne rauchen darf, passiert das dauernd. Hätte ich eine Zigarette zur Hand, würde sich dieser Druck umgehend auflösen.«

Wer sind Nichtraucher?

»Das sind diese Gesundheitsfetischisten. Menschen, die ihre Darmspülungen wie Verdienstmedaillen vor sich her tragen, die stolz darüber berichten, egal wo ...«

David Sedaris,
Interview in der Welt am Sonntag *vom 29.5.2005*

Interview mit Jean-Paul Sartre

Was ist momentan das Wichtigste in Ihrem Leben?
»Ich weiß nicht. Alles. Leben. Rauchen.«

Jean-Paul Sartre,
Interview mit dem
US-Nachrichtenmagazin Newsweek

Gut zu wissen

Bei nahezu allen Indianerstämmen galt der Tabak als Gottheit. Für sie war Tabakrauchen Teil eines Rituals, das den einzelnen mit seinem Stamm verband, in der kollektiven Erinnerung an die Götter der Ahnen.

Sir Walter Raleigh, Pirat und Tabakverehrer, wurde von König Jakob I. wegen Hochverrats angeklagt und zum Tode verurteilt. Raleigh behielt bei der Hinrichtung die Pfeife im Mund, bis sein Kopf fiel. Die Presse berichtete: »Kein Mensch vermag würdevoller zu sterben als Raleigh. Auf dem Richtblock ergriff er lächelnd das Beil, ließ seine Finger über die Schneide gleiten und sagte: ›Dies ist eine scharfe Medizin, aber sie vermag alle Krankheiten zu heilen.‹«

1652 kauften die Holländer das Kap der Guten Hoffnung für eine »bestimmte Menge Brandy und Tabak«.

Die erste große Charity der Welt: 1843 versteigerten König Louis Philippe und seine Gemahlin Marie Amélie 20000 Zigaretten mit goldenen Mundstücken in

Schachteln mit jeweils zehn Stück. Den Erlös spendeten sie den Überlebenden des Hurrikans von Guadeloupe.

Das erste Auto mit Aschenbecher ist eine 1914 gebaute Daimler-Limousine für König Ferdinand von Bulgarien. Ab 1923 baute Daimler in alle Fahrzeuge einen Zigarettenanzünder ein.

Wer von den Azteken als Menschenopfer ausgewählt wurde, durfte sich bis zur Hinrichtung ein Jahr lang mit den schönsten Frauen vergnügen und als besonderes Privileg beliebig viel rauchen.

In der Nähe des Grabes von Carlos Gardel, der den argentinischen Tango erfand und populär machte, wird in Erinnerung an den kettenrauchenden Musiker immer eine Zigarette brennend gehalten.

Um 1666 gaben englische Mütter ihren Kindern als Pausenbrot Tabak mit zur Schule, wo ihn Schüler und Lehrer in den Pausen und während des Rauchunterrichts gemeinsam schmauchten.

Der Begriff »Smoking« für das Dinnerjacket entstand wahrscheinlich, weil ihn die Gentlemen trugen, wenn sie sich in der feinen Gesellschaft zum Rauchen zurückzogen.

Bei einem Rockkonzert in Kalifornien wurden 1998 achtzig Menschen verhaftet, weil sie rauchten und damit gegen ein im selben Jahr erlassenes Gesetz verstießen, wonach das Rauchen nur noch an bestimmten Orten erlaubt war.

Der ägyptische Mufti Farid Naser Wasel hat im Jahr 2000 eine Fatwa beschlossen, dass es ein Scheidungsgrund ist, wenn ein Ehepartner raucht.

November 2002: In Springfield wurde der Feuerwehrmann John Marrero von der Polizei bei einer Fahrzeugkontrolle angehalten. Sie entdeckten Kokain in seinem Wagen. Er wurde gefeuert, allerdings nicht wegen der Drogen, sondern weil er eine Zigarette geraucht hatte. Feuerwehrleuten ist es gesetzlich verboten, zu rauchen, sei es im Dienst oder außerhalb.

Ein spanischer Arzt belebte ein totgeborenes Kind wieder, indem er dem Baby Rauch in die Lungen blies. Das Kind begann zu husten und dann zu atmen. Später wurde der Junge auf den Namen Pablo Picasso getauft.

Das beste Holz für einen Pfeifenkopf der berühmten Bruyère-Pfeifen stammt von der seit mindestens zwanzig Jahren abgestorbenen Wurzel eines korsischen Heidekrauts.

Die Punk-Partei Kreuzberger Patriotische Demokraten/Realistisches Zentrum (KPD/RZ) forderte bei der Kommunalwahl in Berlin unter anderem ein »Rauchverbot in Einbahnstraßen«.
In Kreuzberg errang die Partei mehr als doppelt so viele Stimmen wie die FPD.

Die Technik, beim Abräumen des Aschenbechers einen zweiten Aschenbecher als Abdeckung zu benutzen, soll der Pantomime Marcel Marceau im Pariser Restaurant »Le Lembert et Le Domestique« im Jahr 1956 erfunden haben.

Der frühere Besitzer der Tageszeitung *Daily Mirror,* Robert Maxwell, war ein großer Raucherfeind. Eines Tages traf er im Lift seines Bürohauses einen Mann mit einer brennenden Zigarette. Er fragte ihn: »Wieviel Geld verdienen Sie im Monat?« Der Mann antwortete: »300 Pfund.« Daraufhin nahm Maxwell 300 Pfund aus der Tasche und reichte sie ihm mit den Worten: »Sie sind gefeuert.« Nur war der Mann gar kein Angestellter, sondern ein Besucher. Er freute sich über das Geld und erklärte nachher, er habe nie soviel Geld verdient wie an diesem Tag.

Was alles Gesundheitsschäden hervorrufen kann

Ein saftiges Steak, Kaffee, Tee, Fußballspielen, Cola, Rotwein, Schokolade, nahezu sämtliche Sexualpraktiken, Bier, Stress, Grillen, Schlafen, in der Sonne liegen, häufig wechselnde Sexualpartner, Butter, Radfahren, Weißwein, Schweinefleisch, Arbeiten, Lesen, Joggen, Kekse, Faulenzen, Autofahren, Schnaps, Reisen in ferne Länder, Motorradfahren, Gummibärchen, Rauchen.

Es wird wohl das Beste sein, wenn wir mit alldem aufhören.

Fünf Dinge, von denen ich gerne abhängig bin

1. Luft
2. Essen
3. Trinken
4. Liebe
5. Rauchen

Der große Lungenschwindel

Pathologen haben erklärt, dass sich die Lunge eines rund siebzigjährigen Großstadtbewohners, der nicht raucht und keinen Tumor hat, im Grad der Schwärzung nicht von einer Raucherlunge unterscheiden lässt. Schuld daran sind die Staub- und Schadstoffpartikel, die durch die gewöhnliche Atemluft aufgenommen werden.

Die rauchende Zeitmaschine

Eine Zigarette ist nicht nur Zigarette, sondern auch eine Uhr. Sie misst die subjektive Zeit des Rauchers, der mal genüsslich und mal hektisch an ihr zieht und somit Herr über seine eigene Zeit wird.

Geheimer Raucherjargon

Teermin – richtiger Moment für die nächste Zigarette
Teerrain – Raucherbereich (siehe auch *Teerarium)*
Teeran – Hauptstadt von Marlboro Country
Teerrasse – Raucherbalkon
Teerror – Attacken von hysterischen Nichtrauchern
Teerz – Beschwerden von Nichtrauchern
Teermite – rauchende Ameise
Priesteer – Weihrauchexperte

Der Automat

Nacht. Ein einsamer Zigarettenautomat in einem Einödhof mitten in der Sahara. Der nächste Automat ist vierzig Tagesmärsche entfernt. Ich brauche Zigaretten. Jetzt. Unbedingt. Ich habe das Kleingeld. Passend. Eigentlich kann nichts schiefgehen …

Ich werfe brav die Münzen ein. Klingeling. Klingelong. Klapper, klapper.

Eine Ein-Euro-Münze fällt durch. Ich werfe sie noch mal mit mehr Schwung. Klapper, klapper. Jetzt mal gaaaannz sanft. Klapper, klapper.

Ich reibe sie zart an meiner Jeans. Nächster Versuch. Klapper, klapper.

Ich reibe die Münze am Metall des Automaten, bis sie achtzig Grad heiß ist, und werfe sie noch mal ein. Klapper, klapper.

Ich ramme dem Automaten mein Knie in die Flanke, treffe genau den Nerv und werde fast ohnmächtig vor Schmerz. Ich wälze mich am Boden.

Nächster Versuch. Klingeling.

Klingeling? Die Münze ist drin! Ein Wunder!

Ich ziehe an einem Schacht. Nichts. Anderer Schacht. Nichts.

Alles klemmt. Ich trete auf den Automaten ein. Ich versuche die Scheibe einzutreten. Ich prügele auf den

Kasten ein. ICH BEKOMME EINEN REGELRECHTEN SCHLAG-ANFALL! Hat die dreckige Automatenratte doch mein Geld gefressen und spuckt die Zigaretten nicht aus! Gib wenigstens mein Geld zurück, du Monster!

…

Es hilft nichts. Ich stecke ein paar Flaschen Wasser ein und mache mich auf den langen Weg zum nächsten Zigarettenautomaten.

Gelbe Gefahr?

Ob die Welt untergeht, wenn alle Chinesen gleichzeitig eine Zigarette ausdrücken?

Religiöse Gedanken über die Zigarette

Eine Zigarette hat nur ein Leben. Sie dient nur einem Zweck: dem Raucher Genuss zu verschaffen. Dann stirbt sie. Oft wird sie dabei von einem Schuh zerquetscht oder von einer Hand in den Aschenbecher gedrückt, bis ihre letzte Glut erlischt. Die Zigarette hat nur ein schwach ausgeprägtes eigenes Wesen, sie verzichtet zugunsten des Rauchers auf eigene Individualität. Sie schenkt ihm ihr Dasein wie einst Jesus uns Menschen sein Leben schenkte. Interessanterweise flog auch Jesus auf in den Himmel, so wie der Rauch der Zigarette. Gott ließ ihn auferstehen. So wie auch wir Raucher Gott spielen, wenn wir eine neue Zigarette anstecken. Viele Gläubige sagen völlig zu Recht: Wenn ich da nicht rauchen darf, will ich auch nicht in den Himmel.

Gruselbilder auf Zigarettenschachteln

Seit Oktober 2004 dürfen die EU-Länder von Zigarettenherstellern verlangen, Ekelbilder wie zerfressene Lungen, verfaulte Zähne, Raucherbeine oder Blutgerinnsel im Hirn auf die Packungen zu drucken. Besonders militante Antiraucherverbände wollen nun sogar zum letzten Mittel greifen: Sie fordern ein Foto der Bundeskanzlerin.

Die Passivrauch-Lüge

Ein amerikanischer Bundesrichter aus North Carolina entschied im Jahr 1998: Die Warnung der amerikanischen Umweltschutzbehörde (EPA) über die Gefahren des Passivrauchens und seine Einordnung als krebserregend der Klasse A (wie Asbest) gründe sich auf unzulässige wissenschaftliche Standards und müsse deshalb für ungültig erklärt werden.

Die Kunst, leise Servus zu sagen: die letzte Zigarette – eine weise Entscheidung in der Todeszelle

Die amerikanischen Behörden verweigern zu Tode Verurteilten sogar unmittelbar vor der Hinrichtung den letzten Wunsch: eine Zigarette. Ein Todeskandidat bekam tatsächlich die zynische Begründung zu hören: Die Zigarette müsse ihm verwehrt werden, da sie schlecht für seine Gesundheit sei.

Sofern man eine letzte Zigarette genehmigt bekommt, hat die Todeszelle einen großen Vorteil: Man weiß, dass es die letzte Zigarette sein wird. Mit vergleichbarer Gewissheit ist das ansonsten schwer zu sagen. Es kann einen jederzeit erwischen, bei einem Autounfall, einem Herzinfarkt oder einem Blitzschlag. Deshalb sollte man jede Zigarette rauchen, als ob es die letzte wäre.

Gut haben es natürlich diejenigen, die mit einem Luxusliner untergehen und noch zwei Stunden Zeit haben. Wenn das Orchester noch spielt, bis der Trompeter von der Welle hinweggerissen wird. Oder wenn man von einer giftigen Schlange gebissen oder von einer Pistolenkugel so verwundet wurde, dass man gerade noch eine Zigarettenlänge zu leben hat. Denn die nachdrücklichste letzte Zigarette raucht man immer im Angesicht des Todes. Wenn einem der Teufel Feuer gibt. Wenn man mit dem letzten Zug zum Himmel fährt.

Rauchende Stars

Prinzessin Stephanie von Monaco ist von der Schule geflogen, weil sie mit einer Zigarette erwischt wurde.

Designerin Donatella Versace hat angeblich eine Assistentin engagiert, die ihr den Aschenbecher hinterherträgt.

Berühmtes Zigarettenmodell war Ronald Reagan. Er warb für Chesterfield.

Marlene Dietrich qualmte für Lucky Strike.

Die 27-Züge-Meditation

Nimm einen tiefen Zug aus der Zigarette. Saug den Rauch in deine Lunge ein. Dann lass ihn wieder hinaus. Langsam. Lass ihn durch die Luftröhre – – – über die Lippen – – – und die Nase – – – ausströmen – – – aus deinem Körper. Auf den Moment der Konzentration folgt die Verflüchtigung. Es ist der natürliche Rhythmus des Rauchens, der Takt des Atmens, die Wiederkehr des Lebens.

1. Einsaugen, ausatmen
2. Einsaugen, ausatmen
3. Einsaugen, ausatmen
4. Einsaugen, ausatmen
5. Einsaugen, ausatmen
6. Einsaugen, ausatmen
7. Einsaugen, ausatmen
8. Einsaugen, ausatmen
9. Einsaugen, ausatmen
10. Einsaugen, ausatmen
11. Einsaugen, ausatmen
12. Einsaugen, ausatmen
13. Einsaugen, ausatmen
14. Einsaugen, ausatmen

15. Einsaugen, ausatmen
16. Einsaugen, ausatmen
17. Einsaugen, ausatmen
18. Einsaugen, ausatmen
19. Mist. Der Bus kommt.

Warum die großen Schriftsteller rauchen

»Wenn ich nicht mehr rauchen dürfte,
könnte ich nicht ausschließen, dass ich eines Tages
Sätze schreiben würde wie: ›Es war bitterkalt‹
oder ›Es war brütend warm.‹«
Martin Amis
in der Paris Review, *Nr. 146/1998*

In der Welt der Nichtraucher ist es bitterkalt oder brütend warm. Da ist der Menschenverstand immer gesund, Kreise sind immer rund und gut informiert, und der erste Schritt geht immer in die richtige Richtung.

Die Konformität der Nichtraucher zeigt sich auch in ihrer Sprache, deshalb haben die großen Schriftsteller geraucht: Leute wie Jean-Paul Sartre, Thomas Mann, Friedrich Schiller, E. T. A. Hoffmann, Wilhelm Busch und Bert Brecht. »Rauchen ist die beste Inspiration für den Füller«, sagte schon Mark Twain. Keine Ahnung, ob es tatsächlich einen Zusammenhang zwischen Sprache und Rauchen gibt, zwischen der Freiheit der Gedanken und dem Nikotin, aber ich finde, man kann es einfach mal behaupten. Bestimmt hat es auch viel mit der Isolation der Schriftsteller zu tun. Die Einsamkeit vor dem leeren Blatt kann man nur mit einem Kameraden bestehen. Papier kann man nur beschreiben oder rauchen.

Gute Nachricht

90 Prozent der Raucher bekommen keinen Lungenkrebs.

Wer tötet hier wen?

Wer öffentlich anzweifelt, dass Passivrauchen irgend jemandem auf diesem Erdball geschadet hätte, der wird angefeindet, als hätte man den Holocaust geleugnet. Ich sage es hier mal ganz deutlich: Ich kenne keinen Beweis, dass Zigarettenrauch jemanden getötet hat. Aber es sind schon viele Leute an Lungenentzündung gestorben, weil hartherzige Nichtraucher sie bei Wind und Wetter vor die Tür geschickt haben.

Beim Barte des Proleten

Eine religiöse Gruppierung aus Großbritannien warnte Frauen, durch die Bewegung der Lippen beim Rauchen würde ihnen ein Schnurrbart wachsen.

Wundermittel Tabak

Viele Jahrhunderte lang galt Tabak als *herba sancta* (heiliges Kraut), gar als *herba panacea* (allheilendes Kraut), kurzum als Allheilmittel. Ein wunderbares Rezept gegen Bronchitis aus dem 17. Jahrhundert lautet: »Eine Havanna dreimal täglich, dazu morgens und abends Brustumschläge aus Tabakblättern.« Probieren Sie es mal aus.

Während der Pestepidemien galt Rauchen als einzig wirksames Mittel gegen die Seuche. In England wurden daher die Studenten von Eton 1665 bei Androhung von Prügelstrafe verpflichtet, jeden Morgen zur Pest-Prophylaxe zu rauchen. Der Tabak schützte tatsächlich vor der Pest, weil sein Geruch die übertragenden Rattenflöhe fernhielt.

Der Namensgeber des Nikotins, der Franzose Jean Nicot, experimentierte mit Tabak als Heilmittel gegen Krätze. Auch als Mittel gegen Hals-, Zahn- und Gliederschmerzen wurde Tabak von Ärzten empfohlen. Sie behandelten Asthma, Tetanus, Cholera, Rheuma, Gicht, Würmer und Geschwüre damit.

Als Katalysatoren für den moderaten Stuhlgang sind Zigaretten längst legendär. Bei Koliken und Darmproblemen, ja sogar um Scheintote und Ertrunkene wiederzubeleben haben die Ärzte ihren Patienten im 18. Jahrhundert mit Hilfe von Tabakklistieren Rauch in den Hintern geblasen. Wie sagt man so schön: Der Darm ist die Lunge des kleinen Mannes.

Wunderbares China

Das Rauchen hat bekanntermaßen viele positive Wirkungen. »Es reduziert das Parkinson-Risiko, fördert das Denkvermögen und erhöht die Effizienz am Arbeitsplatz«, berichtet die chinesische Gesundheitsbehörde. Kein Wunder, dass der durchschnittliche Chinese raucht wie ein Schlot. Ein Drittel des weltweiten Tabakkonsums geht auf das Konto des bevölkerungsreichsten Landes der Erde. Zwei Drittel der Männer im 1,3-Milliarden-Volk sind Raucher, und 90 Prozent von ihnen glauben, dass sich der Tabakkonsum positiv auf ihre Gesundheit auswirkt. Ein tolles, unschuldiges Land.

Die Predigt

Grüß Gott,
erst letztens habe ich wieder einen Menschen getroffen, der achtlos am Straßenrand eine Zigarette ausgedrückt hat. Was ist das nur für ein zynischer Begriff: »ausdrükken«. Er hat die Zigarette mit dem Fuß getreten, bis das letzte Glimmen in ihrem Leib erloschen war. Dann ging er weiter und hat die ausgesaugte Kippe einfach auf dem Asphalt liegengelassen. Obwohl sie sich ihm doch hingegeben hat.
Sollten wir uns nicht die Zeit nehmen und die Kippen beerdigen, wie auch wir gerne beerdigt werden würden? Sind wir nicht alle letztlich Kippen? Gottes vergängliche Geschöpfe, die ein wenig Respekt verdienen, wenn wir unser Lebenswerk vollendet haben?
Andererseits: Lässt uns Gott nicht auch manchmal scheinbar sinnlos davongehen? Nach einem Autounfall. Oder einer schweren Krankheit. Finden wir den Weg zum Himmel nicht auch, wenn unsere Umwelt uns schlecht behandelt?
Gibt es überhaupt einen Himmel für Zigaretten? Oder wird nur in der Hölle geraucht? Der liebe Gott ist unergründlich.
Amen.

Raucherhusten – ein beruhigendes Gefühl

Raucher sind die einzigen Menschen mit einem eigenen Husten, dem sogenannten Raucherhusten. Für mich ist es sehr beruhigend, wenn ich weiß, warum ich husten muss. Ich bin Hypochonder, und ich habe große Angst vor viralen oder bakteriellen Erkrankungen unbekannter Herkunft. Mein guter alter Raucherhusten hingegen schreckt mich nicht. Der Raucherhusten ist für mich das deutliche Signal, dass die Nacht vorbei ist und der Tag beginnt. Es ist eher eine körperliche Fanfare als eine Erkrankung. Das ausdauernde ertragreiche Husten dient außerdem der körperlichen Ertüchtigung. Die morgendlichen Reizhustenattacken trainieren die Brust- und Bauchmuskulatur.

20 Warnhinweise, die wir uns wünschen würden

1. Rauchen verkürzt Ihre Zigarette.
2. Rauchen lässt Ihre Braut altern.
3. Impotenz schafft Freiraum.
4. Übermäßiges Tauchen schädigt Ihre Lunge.
5. Rauchen unterstützt die bewusste Atmung.
6. Impotenz schont die Prostata.
7. Achtung: Zigaretten haben keine Kalorien.
8. Passivraucher sind Schnorrer.
9. Herzliche Grüße an die Spermatozoen.
10. Rauchen vertreibt die Mücken.
11. Husten ist geil.
12. Nur die Besten sterben jung.
13. Rauchen gewährleistet regelmäßigen Auswurf.
14. Der Rauch einer Zigarette enthält 98 Prozent Atemluft.
15. Zurückgelassene Zigarettenkippen können verräterische Spuren am Tatort sein.
16. Der Duft, der Frauen provoziert.
17. Fahrradfahren macht auch impotent.
18. Ohne Pfand.
19. Achtung: Zigaretten sind nicht essbar.
20. Kaffee + Zigarette = Toilette.

Wer ist hier gesund?

Gemäß der Weltgesundheitsorganisation (WHO) ist Gesundheit definiert als Zustand »völligen körperlichen, seelischen und sozialen Wohlbefindens«. Kann es sein, dass es weder in Deutschland noch sonst irgendwo einen einzigen gesunden Menschen gibt?

Können Mäuse irren?

In Tierversuchen, bei denen Mäuse massiv Tabakrauch inhalieren mussten, konnte keinerlei ursächliche Verbindung zwischen dem Rauchen von Zigaretten und dem Auftreten von Lungenkrebs festgestellt werden.

Wundersame Totenvermehrung

Die Weltgesundheitsorganisation (WHO) schätzt, dass jährlich fünf Millionen Menschen weltweit an den Folgen des Rauchens sterben. Erstaunlich ist, dass diese Zahlen dramatisch gestiegen sind. 1989 wurden die toten Raucher noch auf zwei Millionen geschätzt, 1990 waren es drei Millionen, 2002 bereits vier Millionen und 2003 dann fünf Millionen. Da sterben einfach so innerhalb eines Jahres eine Million mehr Raucher, obwohl weltweit weniger geraucht wird?

Es müssen fürchterlich schlechte Zigaretten im Umlauf sein. Die schwarzen Marlboro Death.

Kann man überhaupt am Rauchen sterben? Kann der Hausarzt als Todesursache überhaupt »Rauchen« ankreuzen? Achtet der Arzt auf gelbe Fingerkuppen oder befragt die Angehörigen nach einem letzten Raucherhusten? Muss der Hausarzt das Bettkästchen nach Zigarettenschachteln durchsuchen?

Fragen über Fragen. Selbst als starker Raucher stelle ich es mir sehr schwer vor, mich totzurauchen. Das schafft man bestenfalls, wenn man mehrere Zigaretten isst oder sich gelöstes Nikotin in die Adern spritzt. Aber wer macht das schon?

Außerdem klingen solche Nachrichten fast so, als wären die Raucher einfach so in jungen Jahren von der Zigarette dahingerafft worden. Aber das ist falsch: Das Durchschnittssterbealter der errechneten Millionen Rauchertoten liegt bei rund 70 Jahren. Die WHO müsste also eigentlich sagen: Fünf Millionen Raucher weltweit sterben im gesegneten Alter von 70 Jahren am Rauchen. Ganz ehrlich: Das schockt mich nicht.

Ein Witz

Jetzt bin ich vierzig, Herr Doktor«, sagt der Patient. »Ich möchte achtzig Jahre alt werden. Wie soll ich mich verhalten?«

»Enthaltsamkeit gegenüber den Frauen«, rät der Arzt.

»Aus Frauen mache ich mir nichts«, antwortet der Patient.

»Trinken Sie wenig Alkohol.«

»Ich trinke nicht.«

»Keine Zigaretten mehr!«

»Ich rauche nicht.«

»Mäßigen Sie Ihren Fleischkonsum.«

»Ich bin Vegetarier.«

Da springt der Doktor empört auf: »Warum, zum Teufel, wollen Sie bei einem solchen Jammerleben achtzig Jahre alt werden?«

Stimmen die Studien?

Wenn man als Wissenschaftler eine wirkliche Pfeife ist und dringend Geld braucht, kann man sich immer noch von einer der unzähligen staatlichen Stellen fördern lassen, die jeden bezuschussen, der im Ergebnis eine Gesundheitsgefährdung durch das Rauchen bestätigt.
Da lassen sich die Institute natürlich nicht lumpen. So hat die Harvard School of Public Health zum Beispiel mal eben ausgerechnet, dass Rauchen im Jahr exakt 4,83 Millionen Menschen weltweit das Leben kostet. Das Andrology Institute of America fand heraus, dass Raucher schlechteren Sex haben als Nichtraucher. Eine Studie der Boston University School of Medicine behauptet: Rauchergenitale schrumpfen. Die Minnesota State University behauptet, dass die Kinder von Raucherinnen eher Lesbierinnen werden. Dr. Richard Roylance von Queensland Health erläutert hingegen, dass Raucherkinder aggressiver und ungezogener seien als Nichtraucherkinder. Da kann ich nur eins sagen: Sämtliche aggressiven, ungezogenen Lesben mit schlechtem Sex, die ich kennengelernt habe, waren Nichtraucherinnen.

Nazi-Erfindung: Passivrauchen

1939 veröffentlichte der Arzt Fritz Lickint für den Volksgesundheitsdienst und den Bund Deutscher Tabakgegner ein umfassendes Werk mit dem Titel *Tabak und Organismus.* Darin kommt erstmals der Ausdruck »Passivrauchen« vor.

Das übliche Nichtrauchergewäsch

Schon immer gab es Nichtraucher, die sich gestört fühlten, wenn jemand in einem Restaurant oder einer Bar geraucht hat. Sie sehen Rauchen als Belästigung, und das ist ihr gutes Recht. Leider haben sie es geschafft, aus der Belästigung eine tödliche Bedrohung werden zu lassen. Das war der geniale Schachzug der Anti-Raucher-Bewegung. Früher konnten wir sagen: »Wenn dich der Rauch stört, dann geh doch nach Hause. Eine Bar ist kein Sanatorium.« Aber jetzt verjagen sie uns mit einer vermeintlichen Bedrohung, die bei genauerem Hinsehen gar keine ist. Im Urin von Passivrauchern konnte eine Menge von Cotinin (ein Abbauprodukt von Nikotin) festgestellt werden, die einem Äquivalent von 0,1 bis 0,2 gerauchten Zigaretten entspricht. Das heißt, ein heftiger Passivraucher »raucht« unter zehn Zigaretten im Jahr. Das soll gesundheitsgefährdend sein?
Das Risiko, an Lungenkrebs zu erkranken, steigt für Nichtraucher, die mit einem Raucher zusammenleben und so jahrelang intensiv Tabakrauch inhalieren, um ziemlich exakt 0,06 Prozentpunkte auf 0,41 Prozent. Ist das gefährlicher als eine angebrannte Grillwurst?

Ein Indianer kennt keinen Krebs

Eine Studie aus den USA zeigt, dass die amerikanischen Indianer, obwohl sie deutlich häufiger rauchen (39,5 Prozent gegenüber 25,6 Prozent der Gesamtbevölkerung) eine deutlich geringere Sterberate bei Darm- und Lungenkrebs (Männer) beziehungsweise Darm- und Brustkrebs (Frauen) aufweisen.

Wichtige Zitate II

»Ich kenne einen Mann, der gab das Rauchen auf, das Trinken, Sex und ungesundes Essen. Er war sehr gesund, bis zu dem Tag, an dem er sich umbrachte.«

Johnny Carson

»Gott sei Dank raucht man ja in der ganzen Welt, es ist nirgendwo unbekannt, soviel ich weiß, wohin man auch etwa verschlagen werden sollte. Selbst die Polarforscher statten sich reichlich mit Rauchvorrat aus für ihre Strapazen, und das hat mich immer sympathisch berührt, wenn ich es las.«

Hans Castorp in Der Zauberberg *von Thomas Mann*

»Wir würden gute Freunde bleiben.«

Groucho Marx auf die Frage, was er täte, wenn er sich zwischen seiner Frau und dem Rauchen entscheiden müsste

»Ich rauche gern. Und ich gehe auch in die Toilette von Flugzeugen und rauche dort.«

Melanie Griffith

»Ja, die Welt ist platt. Der Rest: Alles Unfug!
Ich gehe resigniert meinem Schicksal entgegen,
ohne Hoffnung,
und um die Zeit totzuschlagen,
während ich auf den Tod warte,
rauche ich schlanke Zigaretten
und drehe den Göttern eine Nase.«

Jules Laforgue,
aus dem Gedicht »Die Zigarette«

»11. Februar 1886: Während ich warte, will ich dir sagen, dass ich nach vielen, so vielen Versprechungen, jetzt, in diesem Augenblick, meine letzte Zigarette geraucht habe.«
Später am selben Nachmittag: »Sieben Minuten vor vier Uhr, ich rauche immer noch, immer noch und immer wieder zum letzten Mal.«
13. Februar 1886: »Gestern habe ich Livia versprochen, dass ich nicht mehr rauche.«
Später am Nachmittag: »Mit deiner Erlaubnis habe ich zum letzten Mal geraucht, nun lass uns nicht mehr darüber sprechen.«
19. Februar 1886: »Die Zigarette, die ich gerade rauche, ist die letzte Zigarette.«

Italo Svevo,
aus: Die Kunst, sich das Rauchen
nicht abzugewöhnen

»Entschuldigen Sie bitte, haben Sie vielleicht eine Zigarette?«
»Leider. Ich rauche nicht mehr. Seit ich diese alarmierenden Berichte in der Zeitung gelesen habe …«
»Auch ich habe sie gelesen. Aber ich hab's überwunden.«
»Wie ist Ihnen das geglückt?«
»Willenskraft, nichts weiter. Am Anfang glaubte ich es nicht ertragen zu können. Es ist ja keine Kleinigkeit, wenn man Tag für Tag lesen muss, dass man einem Lungenkrebs entgegensteuert oder Magengeschwüren und dergleichen. An dem Tag, an dem in der *Jerusalem Post* das Gutachten des amerikanischen Gesundheitsamtes über die schädlichen Auswirkungen des Rauchens erschien, verfiel ich in Panik. An diesem Tag stand mein Entschluss fest. Ich hörte auf, Zeitungen zu lesen.«

Ephraim Kishon: »Wie man sich's abgewöhnt«,
aus: Wie unfair, David

»Ich werde oft von engagierten Autoren gefragt, was sie tun sollen, um noch besser zu schreiben. Mein Ratschlag ist immer: Rauchen Sie. Rauchen Sie viel und mit großem Vergnügen. Es ist ein bislang wenig untersuchtes Phänomen, dass es in der Literatur keinen Nichtraucher gibt, der lesenswert wäre. Schriftsteller, die sich das Rauchen abgewöhnen, werden schreckliche Langweiler.«

A. A. Gill,
aus: Sunday Times, *Juli 1999*

»Ich weigere mich immer, das Rauchen als Sucht zu betrachten. ›Sucht‹ ist ein hässliches Wort, das an Scheitern denken lässt. Ich sah das Rauchen eher als Hobby, was man seinen Kindern beibringen könnte, um die nutzlose Verschwendung von Zeit, Platz und Geld zu vermeiden, die mit Klischees wie Modelleisenbahnen, Briefmarkensammlungen und modischer Kleidung einhergeht, aus denen sie unweigerlich herauswachsen.«

Buck Henry

»Ich habe es mir zu einem Grundsatz gemacht, nicht zu rauchen, während ich schlafe.«

Mark Twain

»Das Leben ist eine Zigarette,
Schlacke, Asche und Feuer,
einige rauchen es in Eile,
andere kosten es aus.«

Manuel Machado

»Nichtrauchende Frauen sind völlig scheiße. Sie haben Sprühdosen dabei und sprühen ›Männerkrieg ist Frauenmord‹ an irgendwelche Wände. Das finden sie gut, und es fällt ihnen dabei auch nichts auf. Nichtrauchende Frauen sind so was wie Eva Braun und müssen daher das

Schicksal Eva Brauns teilen: an der Seite eines bekloppten Vegetariers verdorren. Claudia Nolte zum Beispiel würde nie rauchen, denn: Die deutsche Frau raucht nicht! Sondern riecht ein bisschen nach Turnhalle und Medizinball. Und sieht auch genau so aus.«

Wiglaf Droste, aus: Begrabt mein Hirn an der Biegung des Flusses

»Als ich noch jung und sehr arm war, habe ich beschlossen, dass, wenn ich jemals Geld besäße, ich jeden Tag nach dem Mittagessen und nach dem Abendessen eine Zigarre rauchen würde.«

Somerset Maugham

»Wohnungen von Nichtrauchern wirken immer seltsam steril, ungemütlich, ja fast bedrückend. Strahlend weiße Gardinen verbreiten ein Gefühl von Kälte, wirken fast bedrohlich in ihrer großflächigen, porentiefen Reinheit. Die Polstermöbel mit ihren sauberen, makellosen Bezügen verbreiten eine feindliche, ja unwirkliche Atmosphäre, so als stammten sie von einem fremden Stern. Statt eines ordentlichen Aschenbechers ziert eine öde gläserne Schale mit frischem Obst den glänzenden Couchtisch, und die nahezu klinisch reine, völlig geruchlose Luft verleiht dem Raum den Charme einer Leichenhalle.«

Rainer Witt, aus: Ich rauche gern

»Das sogenannte Raucherbein hat übrigens nichts mit dem Rauchen zu tun, sondern heißt so nach seinem Entdecker, dem österreichischen Internisten Franz Ferdinand Raucher, 1864 bis 1930.«

Friedrich Torberg

»Bond zog sein bronzenes schwarzes Zigarettenetui und sein schwarz eloxiertes Ronson-Feuerzeug hervor und legte sie neben sich auf den Tisch. Er zündete sich eine Zigarette an, eine von den mazedonischen mit drei goldenen Ringen um den Filter, die er bei Morlands in der Grosvenor Street machen ließ, dann wandte er sich in dem gepolsterten Drehstuhl nach vorne und begann zu lesen.«

Ian Fleming, aus: Mondblitz

»Ich habe gerade aus Trotz gegen die hysterischen Verbote überall wieder zu rauchen angefangen, nach Jahrzehnten der Abstinenz. Aber ich finde die Welt dermaßen grau und verwaltet und mit Vorschriften gepflastert, dass ich unbedingt wieder Laster haben muss.«

Elke Heidenreich, aus: Brigitte, *Nr. 25/2004*

»Sie wollen sich beliebt machen? Sie wollen zu einer kleinen, aber feinen Elite gehören, die zwar nicht unbedingt Wahlen gewinnt, aber im Wohlstand lebt und damit angenehm? Dann wird es Zeit, dass Sie sich öffentlich dazu bekennen: ›Hallo, ich bin Mr. X, der kettenrauchende Vorstandsvorsitzende eines internationalen Investmentfonds.‹«

Harald Schmidt, aus: Focus, *Nr. 21/2005*

»Seit ich aufgehört habe zu rauchen, bin ich nicht mehr ich selbst.«

Woody Allen, aus: Annie Hall

»Männer, die sich das Rauchen abgewöhnt haben, sind mir unheimlich.«

Jeanne Moreau

»Bevor man eine Frage beantwortet, sollte man immer erst seine Pfeife anzünden.«

Albert Einstein

Wie schlimm ist Passivrauchen?

Ich muss ganz ehrlich sagen: Ich habe kein Problem mit Passivrauchen. Das bisschen Rauch stört mich nicht. Ich kann mir auch nicht vorstellen, dass man davon krank wird. Ich finde Passivsaufen viel schlimmer. Wenn die lallenden, grölenden Scharen von Betrunkenen umherirren und auf den Bordstein kotzen. Ich finde auch Passivspießern sehr problematisch. Wenn die Nachbarn ihre blinkende Weihnachtsdekoration über den Baum im Vorgarten werfen oder das selbstgebastelte Namensschild aus Ton (»Hier wohnen Ilse, Erwin, Renate und Kater Fluffi«) an ihre Wohnungstür hängen. Da bekomme ich Depressionen. Genauso leide ich unter Passivmusizieren, wenn die Kinder nebenan wieder mal Klavier üben. Am schlimmsten aber ist Passivsex. Meine Nachbarin schreit die halbe Nacht.

Ausgewählte wichtige Studien, die Sie kennen sollten

»Eine Überprüfung von 61 Studien hat ergeben: Raucher haben ein 60 Prozent niedrigeres Risiko, an Parkinson zu erkranken.«

People's Pharmacy, 20. September 2002

»Nikotin könnte bald rehabilitiert werden als Medikament gegen Schizophrenie, Alzheimer und Parkinson. Die Forschung hat gezeigt, dass die Chemikalie bei Patienten wirkt, die an psychiatrischen Erkrankungen leiden.«

Observer, 18. Juli 2004

»Die weltgrößte Gesundheitsorganisation hat eine Studie publiziert, die zeigt, dass es nicht nur keinen Zusammenhang zwischen Passivrauchen und Lungenkrebs gibt, sonders womöglich sogar einen protektiven Effekt. Die Studie führte zu großer Verärgerung bei der WHO, die große Summen in Nichtraucherkampagnen investiert hat.

Die Studie ist eine der größten Untersuchungen über

den Zusammenhang zwischen Passivrauchen und Lungenkrebs, die jemals durchgeführt wurden.«

Sunday Telegraph, 8. März 1998

»Nikotin ist ein potentes Medikament, das die Symptome von Parkinson und Alzheimer reduziert. Forscher entdeckten weiterhin eine Wirkung beim Aufmerksamkeits-Defizit-Syndrom (ADS) und Depressionen. Paul Sanberg und Archie Silver von der University of South Florida haben 70 junge Patienten untersucht, die an Tourette-Syndrom erkrankt waren. Wenn die Patienten Nikotin zu sich nahmen, wurden die Symptome deutlich schwächer.«

Newsweek, 6. März 2000

»›Nikotin kann helfen, die Konzentration und das Gedächtnis zu stärken‹, so Edward Levin vom Duke University Medical Center.«

Washington Post, April 1997

»Rauchen senkt die Nebenwirkungen von antipsychotischen Medikamenten.«

Family Doctor, April 1992

»Tabak könnte die Grundlage für einen günstigen Malariaimpfstoff werden.«

The Wall Street Journal, 1995

»Wissenschaftler haben herausgefunden, dass selbst geringe Mengen von Nikotin die Freisetzung des Wohlfühlhormons Dopamin bewirken.«

Reuters, August 2000

»Ziemlich unbestritten ist der positive Einfluss des Rauchens, genauer des Nikotins, auf die Colitis Ulcerosa, eine Entzündung des Dick- oder Enddarms. So gut wie alle Studien kommen zum Schluss, dass Raucher von dieser Krankheit, deren Auslöser unbekannt ist, seltener betroffen sind.«

t-online.ch

»Zigaretten führen zu einem erhöhten Ausstoß an DHEA, einem Geschlechtshormon, das die Libido erhöht und dabei hilft, das Gewicht zu kontrollieren.«

Counselors and Therapists, Januar 1997

»Studien haben ergeben, dass Nikotin einen positiven Effekt auf das Kurzzeitgedächtnis hat. Weiterhin sorgt es für vorübergehende Befreiung von Symptomen wie Schizophrenie.«

Reuters, 1996

»Studien weisen darauf hin, dass Rauchen die Gedächtnisleistung, das Lernvermögen und die Aufmerksamkeit erhöht. Das ergab ein Test unter Rauchern. Diejenigen, die in den letzten zwölf Stunden nicht geraucht hatten, hatten wesentlich größere Schwierigkeiten, Wörter zu identifizieren, als diejenigen, die eine Minute zuvor geraucht hatten.«

Society for Neuroscience in Washington, Reuters, 1996

»Raucher erholen sich besser von Herzattacken als Nichtraucher.«

Journal of the American College of Cardiology, 1996

»Lorna Role, eine Wissenschaftlerin der Columbia University, erklärte in *Science,* dass Nikotin die Kommunikation zwischen Gehirnzellen beschleunige. Das sei auch einer der Gründe, weshalb es Rauchern so schwerfalle, mit dem Rauchen aufzuhören.«

USA Today, 1996

»Schizophrene, die rauchen, können durch das Nikotin ihre Hirnrezeptoren stimulieren, was ihnen dabei hilft, Informationen zu filtern.«

AP, Januar 1997

»Eine Forschungsgruppe in Virginia, die vom National Institute of Health gegründet wurde, arbeitet mit Tabakpflanzen, um eine HIV-Impfung zu entwickeln.«

Virginia Farm Bureau, März 2000

»Wissenschaftler aus Stanford haben herausgefunden, dass niedrige Dosen Nikotin das Wachstum von neuen Blutgefäßen unterstützen (im Tierversuch).«

Reuters, September 2000

»Chronisches Rauchen produziert antidepressive Effekte im menschlichen Hirn. Langjährige Raucher zeigen neurochemische Strukturen, die vergleichbar sind mit denen von Menschen, die mit Antidepressiva behandelt wurden.«

Reuters, September 2000

Eine Ferndiagnose

Dies ist ein magisches Experiment. Ich kenne Sie nicht und werde Ihnen dennoch eine detaillierte Analyse Ihrer Gesundheitsprobleme liefern. Jede meiner Diagnosen wird auf wundersame Weise zutreffen.
Sie trinken zu wenig Wasser im Alltag. Sie bewegen sich nicht genug. Sie haben eine schlechte Haltung beim Sitzen und deshalb manchmal einen verspannten Rücken. Sie putzen Ihre Zähne oft nicht gründlich genug. Sie gehen oft zu spät ins Bett und schlafen unruhig. Sie telefonieren zuviel und gehen zu selten zu Vorsorgeuntersuchungen. Sie treiben nicht genug Sport und trinken zuviel Alkohol. Sie rauchen.

Sie sind ein wunderbarer, toller, liebenswerter Mensch. Ich mag Sie!

Die letzte Zigarette

Das Paradox der letzten Zigarette besteht darin, dass sie gleichzeitig die letzte und die jüngste Zigarette ist. In keiner Zigarette liegt mehr Vollkommenheit als in der letzten Zigarette. Keine Zigarette hat je besser geschmeckt. »Die letzte Zigarette hat das Aroma des Gefühls eines Sieges über sich selbst, der Hoffnung auf eine baldige Ära voller Kraft und Gesundheit. Andere Zigaretten besagen, dass man seine eigene Freiheit besitzt, indessen man raucht, und dass gleichwohl jene Ära voll Kraft und Gesundheit weiter in hoffnungsvoller Nähe bleibt, wenn auch auf etwas später verschoben«, schreibt Italo Svevo in *Zeno Cosini*. Zeno fragt sich, ob er in voller Gesundheit sterben möchte, wo er doch sein ganzes Leben lang krank gewesen ist. Das Leben ist eine Krankheit, die nur der Tod heilen kann.

Ist der Drang vieler Ärzte, zu heilen, nicht der Versuch, im Namen der Gesundheit das zivilisierte Leben zu vernichten? Krankheit, sagt Zeno, sei die unvermeidliche Folge der Vorteile, die wir aus der Zivilisation ziehen. Maschinen kompensieren die Rückbildung des Körpers. Tiere passen sich an die neuen Umweltbedingungen an. Die Menschen nicht. Sie sind zu langsam für die Evolution der Zivilisation. Rauchen ist ein bewusster Schritt, die Zivilisation anzunehmen und zu akzeptieren.

Doch nicht süchtig?

Allein in den Vereinigten Staaten von Amerika schätzt man die Zahl der Ex-Raucher auf über vierzig Millionen.

Ist das nicht ein wunderbarer Beweis gegen die Sucht?

Das Fitness-Workout für zu Hause und im Büro

In der folgenden Übung trainieren wir sowohl die Brust- als auch die Bauchmuskulatur. Darüber hinaus werden der Kreislauf und die Verdauung angeregt. Profis können sogar noch den Bizeps trainieren.

1. Setzen Sie sich auf einen Stuhl. Lassen Sie die Schultern entspannt sinken. Achten Sie auf einen aufrechten Rücken.
2. Zünden Sie sich eine Zigarette an. Nehmen Sie kräftige Züge. Atmen Sie, so stark Sie können, ein und aus. Achten Sie darauf, dass sowohl Ihre Lungenmuskulatur als auch Ihre Bauchmuskulatur möglichst intensiv beansprucht werden.
3. Überprüfen Sie Puls und Herzschlag. Ein trainierter Raucher sollte auch mit leerem Magen nicht auf über 120 Schläge pro Minute kommen.
4. Wenn Sie die Zigarette fertig geraucht haben, nehmen Sie sich eine neue und wiederholen Sie die Übung. Sie können diese Übung bis zu vierzigmal am Tag wiederholen.
5. Sehr ambitionierte Fitnessraucher nehmen kleine Gewichte in die Hand und trainieren so den Bizeps, wenn sie die Zigarette zum Mund führen.

Wie Sie in einer Flugzeugtoilette rauchen, ohne erwischt zu werden

Die folgende Information wurde mir von kriminellen Personen zugetragen, die auf einer Flugzeugtoilette geraucht haben. Sie erklärten mir, wie sie den Rauchmelder manipulierten, um nicht dabei erwischt zu werden: Sie haben ein feuchtes Taschentuch mit Paketband so vor den Rauchmelder geklebt, dass der Rauch durch das feuchte Taschentuch gefiltert wird, bevor er den Rauchmelder erreicht. Die Personen erklärten, so würde der Rauchmelder nicht Alarm schlagen. Weiterhin benutzen sie ein herkömmliches Raumspray, mit dem sie die Flugzeugtoilette aussprühten, damit der nächste Toilettenbenutzer den Rauch nicht bemerkt.

Ich habe diesen Personen mitgeteilt, dass ihr Handeln gegen internationale Luftfahrtgesetze verstößt. Auf eine Anzeige habe ich jedoch verzichtet.

Wie Sie mit einem Nichtraucher streiten und immer gewinnen

Gehen Sie Nichtrauchern aus dem Weg. Wenn sich jemand am Nachbartisch lautstark beschwert, dass Sie rauchen, drehen Sie sich weg und ignorieren ihn. Es gibt keinerlei gesetzliche Verpflichtung, das aggressive Geschwätz marodierender Nichtraucher zu beantworten.

Wenn Sie einer Diskussion nicht aus dem Weg gehen können, geben Sie nach. Mahatma Gandhi hätte es auch so gemacht. Ziehen Sie sich zurück. Lassen Sie die Attacken geifernder Nichtraucher ins Leere laufen.

Wenn Sie Mahatma Gandhi langweilig und feige finden, schlagen Sie sofort und ungefragt zu. Versuchen Sie den Schlag so zu landen, dass der Nichtraucher sofort bewusstlos wird. Schlagen Sie auf die Schläfe, ins Geschlechtsteil oder in den Solarplexus.

Die vielleicht eleganteste Methode: Zünden Sie sich eine Zigarette an und blasen Sie dem Eindringling den Rauch ins Gesicht. Rauch vertreibt Nichtraucher wie Autan die Mücken.

Versuchen Sie es auf der argumentativen Ebene. Zücken Sie dieses Buch und lesen Sie daraus vor, ohne sich unterbrechen zu lassen. Wenn Sie es bis zum Ende vorgelesen haben, wird er Sie vielleicht um eine Zigarette anschnorren.

Entschuldigen Sie sich, auch wenn Sie eigentlich im Recht sind. »Es tut mir leid, dass ich in einem öffentlichen Restaurant rauche. Ich kann gut verstehen, dass Sie nicht möchten, dass in einer Gaststätte geraucht wird, und dass Sie der Meinung sind, alle Gäste sollten sich nach Ihren Wünschen richten … Allein in meinem Freundeskreis sind bereits drei Leute an Passivrauchen verschieden.«

Machen Sie dem Angreifer ein schlechtes Gewissen. Machen Sie den Nichtrauchern klar, wie sensibel Sie sind. Weinen Sie. Alle Menschen sollen sehen, was die Nichtraucher Ihnen angetan haben. Überschütten Sie sich mit Benzin und drohen Sie, sich anzuzünden.

Erfinden Sie Gegenstudien: »Die Londoner Universität hat herausgefunden, dass Passivrauchen völlig unschädlich ist … Die Bundesregierung hat errechnet, dass ein Raucher die öffentlichen Kassen um durchschnittlich 36 000 Euro entlastet, weil er nicht so lange Rente kassiert … Gestern meldete die Deutsche Presseagentur, dass Rauchen doch nicht Lungenkrebs verursacht, sondern im Gegenteil einen schützenden Effekt besitzt. Eine Assistentin beim WHO habe versehentlich zwei Zahlen vertauscht und so das Ergebnis verfälscht.« Was auch immer Sie erzählen, es kann Sie niemand widerlegen.

Machen Sie klar, dass Sie als Raucher einen Haufen Steuern bezahlen: »Ich habe Ihre Schulausbildung finanziert. Sie leben auf meine Kosten. Mit jedem Zug finanziere ich Sie und Ihre schwindsüchtigen Verwandten.«

Wenn sich jemand beschwert, weil er sich vom Rauch gestört fühlt, dann gehen Sie an seinen Tisch und verlangen Geld für den Rauch. Erklären Sie, dass Sie es nicht hinnehmen, dass er kostenlos Ihren Rauch konsumiert, und dass er sich gefälligst zur Hälfte am Zigarettenpreis beteiligen soll.

Geben Sie vor, Anwalt zu sein, und werfen Sie mit Paragraphen um sich. Drohen Sie mit der Polizei, wenn der Passivraucher nicht bezahlen will.

Warum Tabakrauch vor Insekten schützt

Die Tabakpflanze produziert das Alkaloid Nikotin in ihren Wurzeln und transportiert es in ihre Blätter, um sie vor Insektenfraß zu schützen. Die chemische Industrie macht sich diese Erkenntnis zunutze und produziert nikotinhaltige Mittel, um Pflanzen vor Schädlingen zu schützen.

Tagebuch eines Sechsundneunzigjährigen

Sie wollen unbedingt alt werden. Sie trinken wenig Alkohol, nehmen kaum Drogen und planen sogar, mit dem Rauchen aufzuhören, weil Sie dann eine höhere Lebenserwartung haben?
Hier bekommen Sie einen kleinen Eindruck davon, was Sie erwartet. Das Tagebuch des sechsundneunzigjährigen Alfons. Er hat sein Leben lang nicht geraucht und keinen Alkohol getrunken. Alfons war Sportlehrer an einem Gymnasium im Allgäu.

6:00 Uhr Ich werde von den Altenpflegern geweckt. Ich bekomme meine Tabletten. Der Pfleger leert den Beutel an meinem künstlichen Darmausgang und schiebt mir die Zähne in den Mund. Ich trinke lauwarmen Fencheltee und frühstücke Kleiebrei.

8:00 Uhr Ich sehe fern. Im Frühstücksfernsehen gibt es Kaufempfehlungen für Rheumadecken und eine Reportage über die Nordsee. Es muss zwanzig Jahre her sein, dass ich das letzte Mal am Meer war. Ich bitte den Pfleger, mich im Rollstuhl ans Fenster zu schieben, damit ich sehen kann, welche Jahreszeit wir haben. Er sagt, er hätte keine Zeit.

10:00 Uhr Ich rätsle. Ich bin so gut geworden, dass ich ein Rätsel inzwischen in weniger als fünf Minuten lösen kann. Ein Großteil meiner kargen Rente geht für Rätselhefte drauf. Ich weiß nicht, wie der nigerianische Fluss mit vierzehn Buchstaben heißt. Das macht mich sehr wütend.

11:00 Uhr Mittagessen. Wie jeden Tag gibt es Brei und Tee.

12:00 Uhr Ich bekomme einen Brief von meinem Sohn. Er entschuldigt sich dafür, dass er mich schon seit zwei Jahren nicht mehr besuchen konnte. Er sagt, er habe wenig Geld. Er sei enttäuscht und betrübt, weil ich mein Erspartes noch nicht auf ihn übertragen habe.

13:00 Uhr Ich versuche die Schlagzeile der *Bild-Zeitung* zu entziffern. Als ich mit dem zweiten Wort fertig bin, habe ich das erste schon wieder vergessen. Es wird immer schlimmer mit meinem Gedächtnis.

14:00 Uhr Ich schaue mir eine Talkshow an. Thema: »Hilfe, meine Frau ist ein Mann.« Früher hätte es so etwas nicht gegeben.

15:00 Uhr Meine Tochter ruft an. Sie entschuldigt sich dafür, dass sie die letzten acht Jahre keine Zeit gefunden hat, mich zu besuchen. Sie fragt, ob ich ihr 20 000 Euro leihen kann, weil sie sich ein Cabriolet kaufen möchte.

16:00 Uhr Der Arzt kommt. Wir sprechen über meine vierte Hüftoperation nächste Woche. Er sagt, ich werde wohl nie wieder gehen können.

17:00 Uhr Ich bin schlecht drauf. Meine tägliche Depression. Ich frage mich, warum ich nicht sterben kann wie mein rauchender Bruder Thomas.

18:00 Uhr Abendessen. Brei und Tee.

19:00 Uhr Ich dämmere im Bett ein wenig vor mich hin. Ich habe wieder eingenässt. Die Nachtschwester nennt mich einen ekligen alten Sack.

20:00 Uhr Ich nehme sechs Schlaftabletten, damit ich endlich einschlafen kann.

Einige berühmte und großartige Raucher

Jean-Paul Sartre, Mark Twain, Thomas Mann, Friedrich Schiller, E. T. A. Hofmann, Winston Churchill, Josef Stalin, Sigmund Freud, Wilhelm Busch, Bertolt Brecht, Igor Strawinsky, Chuck Berry, Elvis Presley, Jerry Lee Lewis, Jean-Paul Belmondo, Jean-Luc Godard, Rudi Carrell, Steve McQueen, Jane Birkin, Eugène Ionesco, Keith Richards, Virginia Woolf, Bob Marley, Iggy Pop, Tom Waits, Peter Falk, Johnny Hallyday, Jean Seberg, John Wayne, Marlene Dietrich, Alfred Hitchcock, Serge Gainsbourg, Mae West, Cole Porter, Charles de Gaulle, Dean Martin, Sammy Davis jr., Robert Mitchum, Pablo Picasso, Max Beckmann, Philippe Noiret, Orson Welles, John F. Kennedy, Anita Ekberg, Yves Saint-Laurent, Rudolf Nurejew, Albert Einstein, Marilyn Monroe, Al Capone, Rita Hayworth, Marcello Mastroianni, Ray Charles, Mao, Albert Einstein, Johnny Cash, James Dean, Groucho Marx, Bette Davis, Alain Delon, Ernesto »Che« Guevara, John Lennon, Walt Disney, Franklin D. Roosevelt, Audrey Hepburn, Jackie Kennedy, Frank Sinatra,, Humphrey Bogart, Kate Winslet, Kate Moss, Sharon Stone, Goldie Hawn, David Bowie, Bob Dylan, Noel und Liam Gallagher, Robbie Williams.

Tip für ein schönes Neujahr

Nehmen Sie sich doch an Silvester mal vor, im nächsten Jahr mehr zu rauchen. Da wird der 1. Januar bestimmt entspannter.

Alkohol und Tabak – Brüder im Geiste

Auch der Alkohol musste immer gegen Verbote kämpfen. Wie sehr ein Genussmittelverbot in die Hose gehen kann, hat die Prohibition in Amerika gezeigt: 35 000 Menschen starben in dieser Zeit an Alkoholvergiftung, 500 000 landeten im Gefängnis.
In Amerika war es schon einmal eine Zeitlang verboten, Tabak zu verkaufen. Die Rauchverbote wurden übrigens trickreich umgangen: Die Händler boten für 10 Cent Streichhölzer an und als kostenlose Dreingabe eine Packung Zigaretten.

Legendäre Rauchszenen im Film

Hat jemand Streichhölzer?« fragt Lauren Bacall in der ersten Szene des Films *To Have and Have Not (Haben und Nichthaben)*. Humphrey Bogart wirft ihr die Streichhölzer zu. Während des Films entzündet das Pärchen einundzwanzig Zigaretten. Kein Wunder, dass sich die beiden verlieben.

Zigaretten waren das Viagra des Zelluloids. Vor den sechziger Jahren, als es noch keine ausgiebigen Sexszenen im Kino gab, blieb nur das erotische Rauchen einer Zigarette. Unvergessen, wie Rita Hayworth in dem Film *Gilda* von 1946 den Rauch ausgeatmet hat. Auch Marlene Dietrich hat es genossen zu rauchen. Aber ein noch größerer Genuss war es, sie im Kino dabei zu sehen, wie sie raucht.

»Es sind 106 Meilen nach Chicago. Wir haben einen vollen Tank, eine halbe Packung Zigaretten, es ist dunkel, und wir tragen dunkle Sonnenbrillen.« In welchem Film kommt das vor? Natürlich: *Blues Brothers.* Die großen Abenteurer der Moderne müssen rauchen. James Bond rauchte Kippen der imaginären Marke Morland Specials, sein Chef M rauchte Pfeife. Das waren die guten alten Zeiten.

Heutzutage sind es eher die Bösen, die rauchen. Prostituierte, Gangster, Alkoholiker, Gefängnisinsassen. Während früher der Gärtner in Krimis unter Generalverdacht stand, kann man in Zukunft wohl sagen: Der Raucher war's!

Die National Lung Association beschwerte sich öffentlich, dass in *Pulp Fiction* geraucht wird. Was sie offenbar nicht gestört hat: Ein Drogenabhängiger wird mit einer Überdosis Heroin umgebracht, ein Kopf explodiert, zwei Männer werden mit einem Samuraischwert geköpft. Ist ja auch nicht so schlimm.

20 Filme, die man sich nur wegen der Rauchszenen anschauen sollte

1. *Casablanca* (USA, 1942)
2. *Haben und Nichthaben* (USA, 1944)
3. *Japanese Girl Smoking Cigarettes* (USA, 1902)
4. *Smoking/No Smoking* (Frankreich, 1993)
5. *Die große Illusion* (Frankreich, 1937)
6. *In den Wind geschrieben* (USA, 1957)
7. *Arizona Dream* (Frankreich, 1992)
8. *Im Westen nichts Neues* (GB, 1980)
9. *Leoparden küsst man nicht* (USA, 1938)
10. *Die Ausgebufften* (Frankreich, 1973)
11. *Die Schlange* (BRD, Frankreich, Italien, 1972)
12. *Hot Spot* (USA, 1990)
13. *Zeugin der Anklage* (USA, 1957)
14. *Außer Atem* (Frankreich, 1959)
15. *Die Spur führt zurück* (USA, 1990)
16. *No Panic* (USA, 1994)
17. *Smoke – Raucher unter sich* (USA, 1995)
18. *Du wirst noch an mich denken* (USA, 1978)
19. *Gesichter* (USA, 1968)
20. *Thank You for Smoking* (Kanada, 2005)

Rechenexempel II

Ich habe mit fünfzehn Jahren zu rauchen angefangen und rauche täglich dreißig Zigaretten. Wenn ich fünfundsiebzig bin, habe ich 657 000 Zigaretten geraucht. Dabei habe ich die Schaltjahreszigaretten noch nicht einmal mitgerechnet.

In 657 000 Zigaretten sind 7884 Gramm Teer. Wenn mir solch ein Acht-Kilo-Teerklumpen aus drei Metern Höhe auf den Kopf fallen würde, würde er mich töten.

In den Zigaretten sind außerdem knapp 600 Gramm Nikotin. Eine Menge, die ausreicht, um zehntausend Menschen zu töten. Aber mich nicht.

Wenn jede Zigarette acht Zentimeter lang ist, dann hätte ich 52 560 Meter, also gut fünfzig Kilometer, geraucht.

In meinen Fiat-Aschenbecher passen zwölf Zigarettenkippen. Um alle von mir gerauchten Zigaretten auszudrücken, bräuchte ich 54 740 Fiat Unos.

Wenn man all meine Zigaretten auf einmal rauchen und ausdrücken würde, dann bräuchte man 657 000 Menschen. Mehr als in Stuttgart leben.

Zigaretten und Revolution

Che Guevara hat geraucht. Natürlich. Fidel Castro auch. Für den modernen Revolutionär ist Rauchen die vielleicht subtilste Form des Widerstands gegen das kapitalistische System.

Für Kapitalisten ist es schwer vorstellbar, sich ein Gut anzuschaffen, nur um es anschließend in Luft aufzulösen. Womöglich widerspricht Rauchen dem Kapitalismus ganz grundsätzlich: Rauchen ist der lustvolle Vorgang, etwas in nichts zu verwandeln. Es ist ein zerstörerischer Prozess, der genau das besudelt, was den Materialisten so wichtig ist: den Wert von Gütern.

Ein rauchender Arbeiter ist unnütz. Ein starker Raucher verbringt täglich bis zu zwanzig Minuten mit dem Handhaben der Zigarette: Das Hervorholen, das Anzünden, das Einatmen des Rauchs, das Ablegen der Zigarette in den Aschenbecher, das Ausdrücken – all das braucht Zeit, in der der Arbeitnehmer seine Arbeitsleistung nicht erbringen kann. Das entspricht bei 220 Tagen jährlicher Arbeitszeit einem Arbeitsausfall von mindestens zehn Tagen. Die Vertreibung der Raucher vom Arbeitsplatz führt zu noch größeren Arbeitseinbußen, weil während des Rauchens nicht mehr weitergearbeitet werden kann.

Rauchen ist kein Zwang, sondern die Befreiung von Zwängen. Die Geschichte des Rauchens ist schließlich auch eine Geschichte des Freiheitskampfs. Es ist ein gewaltfreier Kampf gegen die Unterdrückung der Raucher durch die Nichtraucher. Vergleichbar mit dem gewaltfreien Widerstand des Dalai-Lama und seines tibetischen Buddhismus.

Schon früh wurden Raucher als potentielle Revolutionäre enttarnt. 1810 erließ der Berliner Polizeipräsident ein Dekret gegen das Rauchen, weil es »unanständig, gefährlich und gegen den Charakter gebildeter und ordnungsvoller Stände« gerichtet sei. Während der Revolution 1848 schickte sich das aufständische Volk in Berlin an das Schloss zu stürmen. Der junge Fürst Lichnowsky versicherte der wütenden Menge, das Militär sei zurückgezogen, der Kaiser habe alle Forderungen des Volkes bewilligt. Die Rädelsführer fragten nach: »Ooch det Roochen?« Lichnowsky antwortete: »Ja, auch das Rauchen.«

Die Aufhebung des Rauchverbots war die einzige Errungenschaft der Revolution, die Bestand haben sollte.

Die Zigarette als Geschenk

Es gibt nicht viel, was wir in unserem Leben verschenken. Ein paar Geschenke an Weihnachten und zum Geburtstag vielleicht, natürlich nur an die Verwandten, Freunde und Partner. Zigaretten sind vielleicht das letzte und einzige Gut, das fremde Menschen einander schenken. Sie sind das Erkennungszeichen einer humanistischen Gesellschaft. Eigentlich kann man zu jedem Menschen gehen, in dem man einen Raucher vermutet, und freundlich fragen: »Haben Sie eine Zigarette für mich?«

Die meisten Menschen werden daraufhin die Packung aus der Tasche holen, die erbetene Zigarette anbieten und obendrein Feuer reichen. Somit ist die Zigarette das einzige Produkt unseres marktwirtschaftlichen Alltags mit einer wohltätigen Anmutung – die kleinste Einheit der Solidarität.

Die Zigarette danach

Die drei schönsten Dinge der Welt: ein Drink davor und eine Zigarette danach.

Sie atmet immer noch schnell. Der Puls rast. Die Bettwäsche ist nassgeschwitzt. Die letzten Wellen des Orgasmus rauschen durch ihren Körper. Sie ist noch zu schwach, um aufzustehen. Langsam tastet sie nach der Packung, nimmt eine Zigarette heraus und entzündet sie mit bebenden Händen. Sie nimmt einen tiefen Zug. Ihr Brustkorb hebt sich und mit ihm ihre noch immer erigierten Brustwarzen. Ein Schweißtropfen löst sich und rinnt den flachen Bauch entlang bis in ihren Schritt. Ihre Lippen sind so rot. Ihr Mund ist magisch. Sie saugt den Rauch ein und bläst ihn aus. Immer und immer wieder. Es ist, als würde sie das Liebesspiel noch einmal durchleben. Dem Rein und Raus ganz allein für sich nachsinnen.

Ist Rauchen eine Sucht?

Das kann ich klar verneinen.
Raucher sind nicht süchtig, sondern vielmehr wesentlich freier in ihren Entscheidungen. Beispielsweise bei der freien Wahl der Marke oder des Ortes, an dem sie rauchen.

Kostenlose Zugabe

Selbst das Bundesministerium für Ernährung und Verbraucherschutz konnte es lange Zeit nicht glauben, doch es ist wahr: Viele Zigaretten enthalten neben Teer und Nikotin unzählige weitere Inhaltsstoffe. Und das Unglaubliche: Diese Inhaltsstoffe sind völlig kostenlose Beigaben. Die schenkt uns die Tabakindustrie. Einfach so. Wo gibt es denn so was heutzutage noch?
Hier eine Auswahl von ein paar geschenkten Zusatzstoffen gemäß der Tabakproduktverordnung des Ministeriums:

Benson & Hedges: Wasser, Cellulosefaser, Calciumcarbonat, Sorbit
Camel: Glycerin, Lakritzextrakt, Kakaobutter, Pflaumenextrakt, Johannisbrotkernextrakt
Gauloises Blondes: frische und getrocknete Früchte, Propylenglykol
Lucky Strike: brauner Zucker, Ethanol, Kakaopulver, Invertzucker
Marlboro: Wasser, Zucker, Kakaoprodukte, Lakritz, Guarkernmehl, Johannisbrotkernmehl
Peter Stuyvesant: Zuckersirup, Stickstoff
Polo: Rum
Prince original: Rum, Ahornzucker, Schokolade

Fünf Dinge an denen Sie merken, dass Sie zuviel rauchen

1. Sie haben einen eigenen Zigarettenautomaten in der Wohnung.
2. Sie halten Marlboro für die Hauptstadt von Amerika.
3. Die Zigarette danach ist Ihnen wichtiger als der Sex davor.
4. In Ihrem Büro werden Nebelscheinwerfer installiert.
5. Die Zigarettenindustrie bringt für Sie eine eigene Marke auf den Markt (Raider heißt jetzt Twix und Peter Stuyvesant ab sofort Oliver Kuhn).

Kurze Geschichte des Rauchens

Im Anfang war das Rauchen

Schon die Griechen, Germanen, Aborigines und Südseeinsulaner haben geraucht – allerdings keinen Tabak, sondern Ochsendung. Die Hottentotten rauchten Elefantenmist. Auch fein. Der Rauch von Gerstenmehl soll den Verkünderinnen des Delphi-Orakels zu mehr Erleuchtung verholfen haben. Hippokrates empfahl seinen Patienten das Einatmen von Rauch zur Linderung von Frauenkrankheiten, Kollege Plinius riet zum Inhalieren von Huflattich gegen chronischen Husten.
Die Indianer kannten Tabak schon vor 5500 Jahren. Für sie war er ein Geschenk der Götter, die Verbindung zu den vier Elementen Erde, Wasser, Feuer und Luft. Bei Initiationsriten trank man Tabaksaft, bei Friedensschlüssen rauchte man die Pfeife. Doch ziemlich genau am 6. November 1492 gegen 11.32 Uhr begann die unaufhaltsame Eroberung der Erde. Kolumbus notierte in seinem Bordbuch:

> »Wir begegneten Eingeborenen, die einen Feuerbrand und bestimmte Kräuter in Händen hielten, um sich ihren Gebräuchen gemäß zu beräuchern.«

1519 brachte der spanische Militärgouverneur Gonzalo Fernández de Oviedo die ersten Tabakblätter nach Spanien.

Erster Ärger

Schon dem ersten Raucher erging es übel: Als sich Rodrigo de Jerez, der das Rauchen von Tabak von seiner Entdeckerreise aus Amerika mitbrachte, in Alicante eine ansteckte, wurde er von der Inquisition kurzerhand für drei Jahre eingesperrt. Die Glaubenshüter dachten, der Teufel sei in ihn gefahren und stoße Rauch durch Mund und Nase aus.
Eine der ersten Beschreibungen des Rauchens stammt von dem Italiener Girolamo Benzoni, der im Jahre 1565 Indianer beim Qualmen beobachtete:

> »Wenn sie den Mund, Rachen und den ganzen Kopf mit solchem Rauch und Dampf gefüllt, leiden sie solches alles mit standhaftem Gemüt und Schmerzen, bis sie endlich ihre unflätige Wollust und abscheuliche Begier erfüllen und durch diesen unmilden Rauch so voll und toll werden, dass sie umfallen gleich wie die unvernünftigen Tiere und daliegen, als wenn sie sinnlos und tot wären.«

Das sieht man heute selten.

Rauchen wird cool

Ungeachtet aller Unterschiede in Kultur, Sprache und Moral breitete sich der Tabak überall auf der Welt aus. Sir Walter Raleigh machte das Rauchen in London gesellschaftsfähig. Als er bei einem Fest rauchte, schüttete ihm ein Diener Wasser ins Gesicht, weil er dachte, Raleigh würde brennen.

Raleigh pflanzte Tabak in seinem Anwesen in Irland neben seiner anderen wundervollen Entdeckung an: der Kartoffel. Eines Tages wurde er Opfer von Dieben, die ihm sämtliche Tabakpflanzen stahlen. Die Kartoffeln ließen sie stehen. Seither gilt die Kartoffel nur als zweitcoolste Pflanze der Welt.

Um 1600 wird Rauchen sogar zum Universitätsfach. Ein Dipl.-Qualm konnte man jedoch leider nicht machen. In aristokratischen Kreisen galt es als schick, einen Pfeifenträger zu engagieren, der seinem Herrn Tabak und Pfeife hinterherträgt. Im Volke waren Pfeifen ein so kostbarer Besitz, dass sie in »Tabagien« genannten Raucherkneipen von Mund zu Mund weitergereicht wurden.

Richtig Ärger

Mit Jakob I., König von Großbritannien und Irland, trat 1603 der erste große Anti-Raucher-Aktivist auf den Plan. Bereits kurz nach seiner Thronbesteigung meckerte er:

»Das Erbgut manchen jungen Edelmanns wird erschöpft und verfliegt mit dem Dampf dieses Rauches in nichts. Raucher gehören in die indianische Barbarei deportiert, wo sie sich ohne unseren Verdruss und Schaden zusammen mit den trunkenen Ärzten vollsaufen und ihre Kunst frei ausüben können.«

Dieser erste Tabakfeind war freilich ein autoritärer Streber, der sogar die Hinrichtung seiner Mutter Maria Stuart in Kauf nahm, um König von England zu werden. Doch er konnte den Siegeszug des Tabaks ebensowenig aufhalten wie alle anderen nach ihm.

Jakob I. erhöhte die Steuer auf Tabak um das Vierzigfache. Das Volk hasste ihn. Als sein Sohn Karl I. von Oliver Cromwell gestürzt wurde und zur Hinrichtung schritt, bliesen ihm die Soldaten Rauch in den Mund und warfen Pfeifen auf ihn. An diese Szene sollte man Nichtraucherfunktionäre gelegentlich erinnern.

Auch andere Despoten versuchten das Rauchen durch drastische Strafen zu verbieten. Der russische Zar Michael Fedorowitsch Romanow drohte, Rauchern die Nase abzuschneiden oder ihnen den Mund zunähen zu lassen. Verkäufer von Tabak wurden kastriert. Wer es glücklicher traf, wurde nur zur Zwangsarbeit nach Sibirien geschickt.

Der türkische Sultan Murad IV., Chef des Osmanischen Reichs, verbot den Tabakkonsum gar unter Androhung der Todesstrafe. Es heißt, dass sich der Sultan persönlich an Orte begab, wo Tabak verkauft wurde, und den Verkäufern eigenhändig den Kopf abschlug. Er behauptete, der Großbrand seiner Hauptstadt Konstantinopel sei durch Raucher verursacht worden, obwohl er gleichzeitig ein Feuerwerk zur Feier der Geburt seines Sohnes abgefeuert hatte.

Raucher galten damals als politische Oppositionelle, das Vermögen jedes Hingerichteten wurde eingezogen – zugunsten des Sultans.

Murad, der Grausame, soll 80 000 Untertanen selbst getötet haben, bevor er im Alter von siebenundzwanzig Jahren an Leberzirrhose starb – ein ziemlich uncooler Tod für jemanden, der auch den Genuss von Alkohol verboten hatte.

1960 wurden in der Türkei Zigaretten eingeführt, die ironischerweise den Namen »Murad« trugen. Im Gedenken an einen der ersten, aber bestimmt nicht letzten psychopathischen Rauchgegner.

Die weisen Katholiken

Großzügiger war da die katholische Kirche: Papst Benedikt XIII. hob 1725 sogar das Rauchverbot im Petersdom wieder auf. Eine vatikanische Verfügung von 1851 untersagt bis heute jegliches Rauchverbot. Mehr noch: Der Kirchenstaat bedroht jeden, der Anti-Raucher-Schriften verbreitet, mit Zuchthaus. Der Grund lag üb-

rigens darin, dass die Kirche ordentlich am Tabakmonopol verdiente.
Die spröden Protestanten hingegen halten Rauchen seit jeher für ein unzumutbares Laster. Da würden wir uns ein paar klare Worte von Benedikt wünschen.

Haben Sie mal eine Fackel?

Für das Rauchen in der Öffentlichkeit war man mangels Streichhölzern noch auf Fackeln angewiesen. Die ersten Streichhölzer aus dem Jahre 1805 eigneten sich nur für den Hausgebrauch, da ihr Zündkopf erst in ein Glas mit Schwefelsäure getunkt werden musste, bevor sie sich entzünden ließen. Erst die 1844 in Stockholm patentierten Sicherheitshölzer wurden durch Reiben entzündet.

Die Geburt der Zigarette

Im 19. Jahrhundert begann der Siegeszug der Zigarette: Soldaten schmauchten in Papier gerollten Tabak. Die erste Erwähnung der Zigarette in der Literatur finden wir in Charles Baudelaires *Les Salons de 1848.* Durch das Suffix »/-ette« entsteht eine feminine Verniedlichungsform des maskulinen Substantivs »le cigare«.
1856 beim Krieg an der Krim sollen die Türken bereits Zigaretten gequalmt haben. Im selben Jahr eröffnete in der Londoner Bond Street ein Händler namens Philip

Morris sein Geschäft. Er verkaufte handgemachte Zigaretten. 1862 wurde die erste deutsche Zigarettenfabrik errichtet. Während eine Tabakarbeiterin zuvor nur rund hundert Zigaretten in der Stunde herstellen konnte, schaffte auf der Pariser Weltausstellung im Jahr 1900 eine Zigarettenmaschine 3600 Stück pro Stunde. Damit wurde die Zigarette zum ersten industriell hergestellten Genussmittel.

Während der Kulturrevolution, bei der 30 Millionen Chinesen zu Tode kamen, rauchte Mao seine Lieblingsmarke »Doppeltes Glück«.

Das Ende der guten alten Zeit

1949 rauchten in England 81 Prozent der Männer und 39 Prozent der Frauen. Nach dem Krieg waren Zigaretten die wichtigste Währung in Deutschland: Viele Deutsche pflanzten den Tabak bei sich im Garten oder auf dem Balkon an. Fünfundzwanzig Pflanzen waren steuerfrei, zweihundert waren pro Person erlaubt.

1954 kam der britische Gesundheitsminister Iain Macleod zur Pressekonferenz. Er zündete sich eine Zigarette an und verkündete folgende traurige Botschaft: Eine Regierungskommission habe herausgefunden, dass Rauchen Lungenkrebs verursacht.

Der moderne Anti-Raucher-Fundamentalismus

Am 1. Dezember 1985 machte die *Bild am Sonntag* mit folgender Schlagzeile auf: »Diese Frau totgeraucht. Von sechs Kollegen.«
Darunter stand die Geschichte zu lesen:

> »Sie hat gebettelt, gedroht, es half nichts: 18 Jahre musste eine Nichtraucherin den Qualm ihrer sechs rauchenden Kollegen einatmen. Dann starb sie – an einem Lungenkrebs, den sonst nur starke Raucher bekommen.«

Mit dieser Geschichte über eine Schwedin namens Gun Palm eröffnete die Sensationspresse ihre Hexenjagd. Der letzte Satz des Artikels ist freilich falsch. Auch Nichtraucher bekommen Lungenkrebs.

Ist Rauchen Sabotage an der »Volksgesundheit«?

Die Nazis erklärten Essen und Rauchen zur öffentlichen Angelegenheit: »Dein Körper gehört der Nation, dein Körper gehört dem Führer, du hast die Pflicht, gesund zu sein.« Behinderte, Faule und Raucher schaden demnach der Allgemeinheit.

Der Reichsgesundheitsführer Leonardo Conti verunglimpfte Rauchen als »liberalen Lebensstil« und »Masturbation der Lunge«. Er ließ Alkoholiker sterilisieren und verbot Frauen, Zigaretten zu kaufen. Ein ordentlicher Deutscher lässt sich nun mal erschießen und stirbt nicht jämmerlich an ein bisschen Husten. Conti erhängte sich während der Nürnberger Prozesse in seiner Zelle.

Rechenexempel III

Wie gut ginge es uns eigentlich, wenn jeder Deutsche aus Solidarität mit dem Vaterland zwei Packungen am Tag rauchen würde?

Bislang verdient unser Staat nur 14,1 Milliarden Euro Tabaksteuer.

Das ist zu wenig. Damit kann der Bundeshaushalt nicht mehr finanziert werden. Deshalb rufen wir die Bürger der Bundesrepublik zum solidarischen Rauchen auf. Um die Probleme des Landes zu lösen, müsste jeder Bundesbürger zwei Packungen Zigaretten am Tag rauchen.

Von den 8 Euro, die diese Zigaretten kosten, gehen rund 6 Euro direkt an den Finanzminister. Das macht 480 Millionen Euro zusätzliche Steuereinnahmen am Tag oder 175,2 Milliarden Euro im Jahr.

Damit würden sich die Steuereinnahmen des Staates beinahe verdoppeln – unsere Finanzprobleme wären augenblicklich gelöst. Die Zigarettenindustrie könnte von den Mehreinnahmen rund 4 Millionen Mitarbeiter einstellen. Somit wäre die Arbeitslosigkeit in Deutschland kein Thema mehr.

Mit den 175 Milliarden zusätzlichen Steuergeldern könnte man folgendes finanzieren: kostenlose Kindergärten und Universitäten. Halbierung der Krankenkassenbeiträge. Zwei zusätzliche Feiertage. Die 28-Stunden-Woche.

Dicke Luft in der Partnerschaft

Es ist nicht ganz einfach, wenn der eine Partner raucht und der andere nicht. Ein Engländer trug beim Fernsehen und sogar im Bett immer eine Gasmaske, um seiner Frau zu signalisieren, dass er mit ihren Rauchgewohnheiten nicht einverstanden sei. Und ein amerikanischer Offizier verklagte seine Frau nach dreiundvierzig Jahren Ehe wegen Verstoßes gegen das Gesetz für saubere Luft.

Moderne Hexenjagd im Land der Unfreiheit

Als ein amerikanischer Raucher der Aufforderung nicht nachkam, seine Zigarre zu löschen, wurde ihm eine Zigarre angeboten, in der ein Sprengsatz versteckt war. Die Bombe explodierte und riss dem Raucher den Kopf weg.

Ein US-Taxifahrer erschoss einen Fahrgast, der in seinem Wagen rauchte.

Als die *New York Post* im November 2004 das Bild eines niedergekämpften und verschwitzten Soldaten mit einer Zigarette im Mundwinkel zeigte, beschwerten sich die Leser nicht etwa über die völkerrechtswidrige Invasion im Irak, sondern darüber, dass die Zeitung auf der Titelseite einen rauchenden Soldaten zeigte.

Hier die schlimmsten Fälle von juristischem Wahnsinn in Amerika:

- Wer in den USA in einem Raucherraum raucht, darf die Tür erst einige Zeit nach dem Rauchen wieder öffnen, damit kein Rauch entweichen kann.
- Auf der Straße darf man laut Gesetz mit brennender Zigarette nicht näher als sechs Meter an ein Gebäude herantreten.

- Raucherinnen kann das Sorgerecht für ihre Kinder entzogen werden.
- In Kalifornien ist das Rauchen am Strand untersagt.
- In New York steht bereits das Aufstellen von Aschenbechern unter Strafe.
- Firmen dürfen Mitarbeitern das Rauchen auch in der Freizeit verbieten. Die Einhaltung des Verbots darf mit Zwangsurintests kontrolliert werden.

Nebenbei erwähnt: In dreiundzwanzig amerikanischen Bundesstaaten ist Oralverkehr auch unter Eheleuten verboten. In Texas müssen intime Begegnungen im Dunkeln stattfinden. In Georgia dürfen Schaufensterpuppen nur hinter zugezogenen Vorhängen entkleidet werden.

Auch Hunde rauchen

Sandy, der Golden Retriever, trat in den siebziger Jahren im Fernsehen als rauchender Hund auf.

Netter Schimpanse

Peking – Ja, wo gibt's denn so was – ein Affe mit Glimmstengel?
Wir sehen Ai Ai, 26 Jahre alt und schwer frustriert. Erst kürzlich starb im Zoo von Xian in der chinesischen Provinz Shaanxi der Lebensgefährte des Schimpansenweibchens. Seither bläst Ai Ai statt Trübsal blauen Dunst. ›Sie schaute so traurig. Da hat jemand Ai Ai eine brennende Zigarette in den Käfig geworfen. Wir hatten den Eindruck, das hilft Ai Ai. Sie ist nun zwar Kettenraucherin, aber dafür weniger traurig.‹«

Bild-Zeitung, 25. August 2005

Zehn Dinge, die beim Rauchen nerven können

1. Zigaretten in Softpacks.
2. Leute, die Zigaretten auf den Tisch klopfen, weil sie glauben, das würde den Tabak lockern oder so was.
3. Leute, die Zigaretten mitbringen, die östlich von Kroatien hergestellt werden.
4. Leute, die für Schnorrer eigens Zigaretten niedriger Qualität bereithalten.
5. Leute, die manieriert rauchen.
6. Leute, die anbieten, einem eine Zigarette abzukaufen, und mit abgezählten 28 Cent winken.
7. Leute, die eine Zigarette schnorren, sich bedanken und sie sich dann hinters Ohr klemmen.
8. Leute, die eine Zigarettenschachtel öffnen und eine Zigarette umdrehen, weil das Glück bringen soll.
9. Leute, die ihre Zigarette erst über dem Feuerzeug grillen, weil sie glauben, so würden Giftstoffe verpuffen.
10. Wenn von der Lippe ein kleines Stück am Filter klebenbleibt und abreißt, wenn man die Zigarette schnell aus dem Mund nimmt.

Wie will ich sterben?

Ich möchte ein paar Worte an all diejenigen richten, die uns mit galligem, geiferndem Tonfall einen Begriff entgegenspucken, der Mittelpunkt und Fundament zugleich der leistungsgeilen Gesellschaft zu sein scheint: Gesundheit. Wir müssen alle gesund sein. Denn wir wollen doch alle alt werden, ganz fürchterlich alt. Das Altwerden an sich ist zu einem Wert geworden, nicht mehr das Leben an sich. Doch das Leben besteht aus einer Abfolge von Augenblicken, die die verbleibende Lebensspanne unwiederbringlich reduzieren. Wenn wir die Sekunden nicht genießen, sind wir Verlierer. Es gibt nichts Schlimmeres im Leben, als gesund zu sterben.

Wo das Rauchen verboten gehört

- Sprengstofflagerstätten
- Operationssäle
- Asthmatiker-Kindergärten

Über die Gastfreundschaft

Vor ziemlich genau 25 200 Jahren kam ein Mann abends stinkend mit seinem erlegten Reh nach Hause in die Höhle. Seine Frau bereitete die Jagdbeute ganz exquisit zu. Es war ein bisschen zuviel Fleisch, also luden sie die Leute von der Nachbarhöhle auch noch ein. Das war der Beginn der Gastfreundschaft. Es war ein kleiner Schritt für die Neandertalerfamilie, aber ein großer Schritt für die Menschheit. Vielleicht hätten wir es ohne Gastfreundschaft nicht all die Jahrtausende zusammen ausgehalten.

Niemals hätte der Gastgeber seine Besucher vor die Tür geschickt. Auch wenn der Gast nach dem Essen rülpste oder furzte, die Gattin auf dem Küchentisch verhät-

schelte oder die Mostvorräte leersoff, immer blieb er willkommener Besucher.
Rund 25 180 Jahre später kam dann überraschend das Ende der Gastlichkeit. »Geh bitte auf den Balkon«, sagte ein moderner Neandertaler und überließ den Besucher bei Wind und Wetter seinem Schicksal. Die verdiente Verdauungszigarette wurde zum Gesundheitsrisiko. Plötzlich waren die Farbe der Tapete und der Geruch der Gardinen wichtiger als das Wohlbefinden des Gastes.
Liebe Gastgeber, bitte merkt euch: Der Balkon dient im Winter dazu, Sekt und Bier kalt zu stellen, die euer Gast in eurem Wohnzimmer oder an eurem Esstisch trinkt, während er raucht.

Warum der Staat uns ärgert

Warum triezt uns der Staat mit Rauchverboten? Dabei steht Deutschland noch nicht einmal an der Zigarettenspitze der Bewegung, doch auch unser Staat will die Raucher aus dem öffentlichen Leben vertreiben wie die Sünde aus dem Paradies. Gleichzeitig ist er der größte Profiteur des Rauchens. Die Tabaksteuer finanziert weite Teile des öffentlichen Lebens. Was ist also die Motivation für diese unglaubliche Fürsorge für Raucher?
Wahrscheinlich liegt es am Bedeutungsverlust des Staates. Politiker greifen immer öfter in Bereiche ein, in denen sie eigentlich keinen relevanten Einfluss haben. Natürlich kann ein Bundeskanzler keine Arbeitsplätze schaffen, sondern nur die Wirtschaft. Weil der Staat unter dem Globalisierungsdruck seine Funktion als Wohlfahrts- und Sozialstaat nicht mehr aufrechterhalten kann, versucht er seine Autorität in anderen Bereichen zu legitimieren: Hartz IV statt Ernte 23. Unter dem wirtschaftlichen Druck auf die Sozialkassen muss sich jeder Bürger dem kollektiven Gesundheitswahn unterwerfen. Patriotische Vernunft statt individueller Hedonismus. Aber nicht mit uns – da werden wir zu Abwählern.

Tolle Synonyme für Zigarette

- Fluppe
- Kippe
- Lulle
- Lungentorpedo
- Docht
- Lunte
- Löhner
- Schmauch
- Glimmstengel (neudeutsch Glimmstängel)
- Sargnagel
- Zichte
- Tschig (österreichisch)/Tschick (wienerisch). Der österreichische Fußballchef Pepi Mauhart wird Tschick-Pepe genannt.
- Ssiegoaje (niedersächsisch)
- Lungebrot (alemannisch)
- Schbreizn (fränkisch)

Eine Reportage von den Raucher-Weltmeisterschaften

Atemlose Stille im Bernabéu-Stadion in Madrid. Der amtierende Weltmeister Hugo Sánchez entzündet eine Zigarette. Neben ihm sein kubanischer Konkurrent Elvez Dollarez, der finnische Meister Nikola Hekinnen und der deutsche Meister Gustav Ebershauser. Nach den ersten beiden Zügen scheinen die Sprintfinalisten in der Kategorie »Mit Filter« noch gleichauf. Doch dann kommt Elvez Dollarez. Er hat einen unheimlich tiefen Zug, er saugt den Rauch tief in seine Lunge wie kein Zweiter. Mit nur acht Zügen könnte er gleich Schluss machen. Doch auch unser Mann Ebershauser liegt prima. Mit regelmäßigen, schnellen Zügen saugt er seine Camel weg, als wäre es eine R1. Doch dann: Hekinnen und Dollarez scheiden überraschend aus – wegen Hustens. Ebershauser raucht schon den ersten Zug Filter. Doch im allerletzten Zug wird er noch eingefangen von Sánchez, dem Routinier. Er drückt seine Kippe nur vier Tausendstel Sekunden früher als aus sein Konkurrent. Ein phantastisches Finish!

Wir schalten schnell rüber zum Fünfkampf: Bei der dritten Disziplin, dem Pfeifenmarathon, werden wie immer die entscheidenden Punkte vergeben. Der Chinese Liung Xiao hat sich eine komfortable Führung zusammengeschmaucht...

Aber ich höre gerade, dass sich drüben beim Kunstrauchen was tut. Mit einem blitzsauberen dreifachen Ring im Simultan-Doppel kriegen die Nordkoreaner Chung und Kliang von der begeisterten Jury dreimal die Traumnote Zehn.

Beim Finale der Superschwergewichtler entzündet der Bulgare Niko Solev eine Filterlose mit 46 Gramm Teer und 8,2 Gramm Nikotin. Das wäre persönliche Bestleistung. Er nimmt einen Zug und läuft sofort grün an. Noch vor der Drei-Sekunden-Sirene bläst er den Rauch wieder aus. Fehlversuch. Hier führt der Pakistani Haschmi Lutschek mit 44 Gramm Teer und 6,9 Gramm Nikotin. Ich gebe zurück ins Sendestudio.

Die militanten Nichtraucher

Militante Nichtraucher sind eine weltweite, äußerst brutale Hypochondervereinigung, die nur ein Ziel verfolgt: den Rauchern das Leben zu vergällen und sie letztlich auszurotten. Sie unternehmen unzählige hinterfotzige Aktionen, die von gekünsteltem Husten über Raucherschikane am Arbeitsplatz bis hin zu Kriegen und Terroranschlägen reichen. Was viele nicht wissen: »Al Qaida« ist arabisch und heißt nichts anderes als: »Stoppt das Rauchen«. Während uns westliche Medien immer wieder glauben machen, es würde sich um religiöse Auseinandersetzungen handeln, steht eines fest: Die Anschläge vom 11. September stehen in Zusammenhang mit der Einrichtung von zwei Raucherzimmern im 64. Stock des World Trade Centers.

Süßes Nichtstun

Das Rauchen ist eine Art Nichtstun, ein anmutiges Gebaren, das Handeln begleiten kann, aber selbst noch kein Handeln ist. Das Fabelhafte der Zigarette ist nicht ihre Nützlichkeit, sondern ihre Nutzlosigkeit. Mit ihr eignen wir uns die Welt an und nicht sie uns.

Ich rauche, also bin ich

Der Tabak schaffte, was weder Sozialismus noch Kapitalismus, weder Christentum noch Islam gelang: Er eroberte den ganzen Planeten. Er nahm jedes Land der Erde ein – ausnahmslos. Zigaretten sind das einzige Genussmittel, das die Neuzeit hervorgebracht hat. Gesoffen haben schon die alten Griechen. Mit dem Alkohol kam die Freiheit der Individuen. Die Zigarette ist integraler Bestandteil der hedonistischen Evolution. Sie befriedigt das höchst menschliche Bedürfnis nach Genuss. Das ist es letztlich, was uns von den Tieren unterscheidet. Der Mensch raucht. Ich rauche, also bin ich.

Die Raucher-Diät

Wollen Sie glücklich sein?
So könnte Ihre Raucher-Diät aussehen:

Morgens: Eine große Tasse schwarzer Kaffee, eine Zigarette.
Vormittags: Eine Zigarette.
Mittags: Feine Nudeln, Salat, ein Bier, zwei Zigaretten.
Nachmittags: Tee, ein Stück Kirschtorte, zwei Zigaretten.
Abends: Aperitif, ein schöner Braten, Kartoffeln, Rotwein, Portwein, vier Zigaretten.
Nachts: Gin Tonic, Cuba Libre, sechs Zigaretten.
Im Bett: Sex, eine Zigarette.

Hier noch ein paar Tips:

- Wenn Sie abnehmen wollen, lassen Sie einfach das Essen weg.
- Am besten schmeckt die kulinarische Dreifaltigkeit: Alkohol, Nikotin und Kaffee.

Warum ehemalige Raucher plötzlich so schlecht draufkommen

Eine Frage: Wenn jemand mit dem Rauchen aufhört und sich angeblich wahnsinnig glücklich und total zufrieden und absolut gesund fühlt – warum entwickeln sich dann so viele Ex-Raucher innerhalb kürzester Zeit zu einem spießigen, intoleranten Arschloch?

Lustige Französin

Während eines Fluges von Hongkong nach Brisbane in Australien hat eine Frau versucht, einen der Notausgänge zu öffnen – um eine Zigarette zu rauchen. Mit einer Zigarette und einem Feuerzeug in der Hand machte sie sich an der Tür zu schaffen. Eine Stewardess führte die Frau an ihren Sitz zurück. Bei ihrer Ankunft in Brisbane wurde sie festgenommen. Die vierunddreißigjährige Französin bekannte sich schuldig. Sie leide unter Flugangst, habe diese mit Schlaftabletten und Alkohol zu betäuben versucht. Sie könne sich an nichts erinnern, sei Schlafwandlerin. Der Richter verurteilte die Französin zu umgerechnet 623 Euro Strafe.«

Netzeitung, 21. November 2005

Fünf Flirtsprüche für Raucher, die garantiert nicht funktionieren

Darf ich dir Feuer geben« ist öde und von gestern. Jetzt kommen die ultimativen Flirtsprüche:

1. »Darf ich dein Feuer löschen?«
2. »Du rauchst so geil.«
3. »Gib mir deine Kippen.«
4. »Du hast eine sehr schöne Zigarette.«
5. »Willst du auch mal an meiner Stange nuckeln?«

Kippen-Anthropologie: Was die Zigarettenmarke über den Menschen aussagt

Marlboro

Natürlich will der Marlboro-Raucher auch ein bisschen Cowboy sein. Auf der Suche nach Freiheit durch die Prärie galoppieren, renitenten Kühen das Lasso über den Hals werfen, im Sonnenuntergang Bohnen über dem Feuer heiß machen. Aber das geht nun mal nicht, weil er neben der 40-Stunden-Woche, Fitnessclub und Theaterabonnement keine Zeit für Freiheit hat. Außerdem wird man als Cowboy staubig und kriegt fürchterliche Falten im Gesicht. Man muss mit einer eigenartig heiseren Stimme sprechen und ist viele tausend Kilometer vom nächsten Zigarettenautomaten entfernt.

Marlboro-Raucher sind die Konformisten dieser Welt, der Mainstream, die Masse, das Volk, die Otto Normalverbraucher, der kleine Sparer und seine Frau. Die Marlboro ist nicht zu stark und nicht zu mild, weder billig noch dekadent. Es gibt keinen vernünftigen Grund, warum man nicht Marlboro rauchen sollte.

Camel

Der Camel-Raucher ist ein Typus, der sich in erster Linie bewusst gegen etwas entscheidet. Nämlich gegen Marlboro. Der Camel-Raucher wählt keine Partei, weil er sie gut findet, sondern weil er die anderen noch beschissener findet. Er ist ein Verhinderer. Er hat sich noch nicht mal davon abschrecken lassen, dass Camel lange Zeit nicht mehr mit coolen Abenteurern, sondern mit albernen Zeichentrick-Kamelen warb. Denn der Camel-Raucher ist sehr treu. Er wechselt weder seinen Friseur noch seine Frisur. Obwohl alle anderen im Freundeskreis längst zu Marlboro gewechselt sind, hält er seiner Marke eisern die Stange.

American Spirit

Wussten Sie, dass extra natives Olivenöl weniger Chlorophyll enthält als Öl aus der zweiten Pressung? Nein? Und ist Ihnen diese Information auch scheißegal? Dann sollten Sie sich nicht an einen Tisch mit American-Spirit-Rauchern setzen. Denn die leben sehr bewusst. Und können nicht verstehen, dass manche Leute gerne Kippen rauchen, die mehr als fünfhundert Zusatzstoffe enthalten. Dafür aber einfach intensiver schmecken. Und das ist ihnen wichtig, denn das sind Leute, die blutiges, gegrilltes Rindfleisch lieben und Motorrad fahren, Sex ohne Kondom haben und die wenigen Tage ihres Lebens nicht mit geschmacksarmen Indianerfluppen vertun wollen.

HB

Wer wird denn gleich in die Luft gehen? Sagte das cholerische HB-Männchen Bruno. Da zündet man sich doch lieber eine HB an. HB ist also weniger eine Zigarette als eine Arznei für gestresste und seelenwunde Menschen, die die Zigarette als Beruhigungsmittel verstehen. Die HB ist die Mutter aller Filterzigaretten. 1955 kam sie als erste schmackhafte Filterzigarette auf den Markt. HB-Raucher sind Traditionalisten, gerne auch Archäologen.

Eckstein No 5, Ernte 23

Style-Freaks und Patrioten, die die großen alten deutschen Marken verehren. So schön kann deutsche Geschichte sein.

Benson & Hedges

Die sechziger Jahre waren natürlich nicht nur geprägt durch politische Unruhen und die kulturelle Revolution. Da war auch ein überwältigendes Lebensgefühl – das Bedürfnis nach einem angenehmen, komfortablen Leben, nach Luxus und Glamour. Benson & Hedges war die richtige Kippe gegen die Tristesse. Sie wurde in Nizza und Hollywood zum salonfähigen Accessoire, und das ist sie heute noch. Allerdings in Oer-Erkenschwick, Illertissen und Wuppertal (wie übrigens auch Dunhill und Davidoff).

Salem No. 6

Der bärtige Mann sitzt in einem alten mottenzerfressenen Lehnstuhl in seiner eiskalten Altbauwohnung am Prenzlauer Berg, liest in alten marxistischen Büchern unter der nur notdürftig montierten Glühbirne, es ist Winter, er trägt dicke Wollsocken und raucht andächtig eine Salem Numero 6.

Cabinet, Club, f6, Karo, Juwel, Juno, Golden American

Ja, wen haben wir denn da? »Gönnse vleisch mol'n Gofferraum uffmochen?« Einen rauchenden Ossi.

Ducal

Der Ducal-Raucher kommt interessanterweise meistens aus Rheinland-Pfalz oder dem Saarland.

R1

Spülen Sie das Geschirr, bevor Sie es in die Spülmaschine räumen? Legen Sie schon abends die Kleider für morgens zurecht? Blockieren Sie beim Umzug drei Parkplätze vor der Tür? Tunken Sie den Zwieback in den Kakao? Leben Sie ein Null-Kalorien-Leben? Sie wollen gesund rauchen? Das kann ich verstehen. R1 ist der perfekte Kompromiss zwischen Joggen und Rauchen, zwischen Essen und Abnehmen, zwischen Sekt und Selters. Sie sind mittendrin im wundervollen Leben der Raucher und verzichten auf die Schäden.

Nil, Gauloises

Einfach mal locker drauf sein. Fünfe gerade sein lassen. Das kann keiner so gut wie wir Deutschen.

Das war jetzt ein kleiner Spaß. Die meisten Bundesbürger haben die Leichtigkeit des Seins nicht so inhaliert wie die Nil-Raucher. Manche Nil-Raucher rauchen sich in Trance. In einer fast tibetischen Rauchmeditation erlangen sie sogar eine höhere Bewusstseinsstufe: die Faulheit. Völlig im Einklang mit sich und der Welt hängen sie in der Hängematte und nuckeln an ihrer Nil.

Ein bisschen uncooler und arbeitsamer, aber auch schon total locker und tierisch von französischen Laissez-faire geprägt sind die Gauloises-Raucher.

Roth-Händle, Gitanes

Sie testen Batterien mit der Zunge? Sie spenden drei Liter Blut? Sie schlucken Kaugummis runter? Lehnen Narkosen grundsätzlich ab? Rasieren sich nass ohne Schaum? Pinkeln auch im Winter draußen? »Der Tod holt die Dummen und die Weicheier zuerst«, hat mein Onkel immer gesagt. Vor den Rauchgenießern von Roth-Händle und Gitanes hat der Sensenmann Angst.

Supermarktzigaretten (Boston, Tawa, Fairplay, Magnum)

Naomi schenkte dem Fotografen ein scheues Lächeln mit ihren lupenreinen Zähnen, dann schob sie ihre unglaublichen rehartigen Beine aus der hinteren Tür des Bentley Continental GT. Auf dem roten Teppich brach Jubel aus, die Models kreischten aufgeregt in ihren lan-

gen Nerzroben. Nach ein paar Schritten nestelte Naomi in ihrer Hermes-Birkin-Handtasche und holte das mit Saphiren besetzte Zigarettenetui hervor. »Boston ist meine Lieblingsmarke«, sagte Naomi. »Die sind günstig und schmecken gut. Ich habe sie bei Aldi gekauft.«
In diesen Text hat sich ein Fehler eingeschlichen. Wo ist er?*

Lucky Strike

Super Werbung! Leute mit Humor unterstützen das Werk der fleißigen Werbeagenturmitarbeiter, indem sie Lucky Strike rauchen. Meine Lieblingssprüche: »Auch für Linkshänder geeignet.« – »Heute schon eine aufgerissen?« – »Keine Abenteuerreise zu gewinnen.« – »Tut uns Light.« – »Unser Spitzenkandidat ist käuflich.« – »Soll die Packung Weihnachten etwa im Automaten verbringen?«

St. Pauli – die Stadtteil-Zigarette

Können Sie »Alle meine Entchen« rülpsen? Setzen Sie sich auch als Frau zum Pinkeln nicht hin? Haben Sie schon einmal in einem vollbesetzten Lift gefurzt? Gut, dass es St. Pauli – die Stadtteil-Zigarette gibt! Mit deren Verkauf übrigens auch noch soziale Projekte unterstützt werden.

* Der Continental GT ist ein Zweitürer.

Revolutionäre Zelle: das Schulklo und die Raucherclique

Irgendwie ging alles im Schulklo los. Wir gegen den Feind. Wir waren die Clique, der Feind war der Direktor. Er hatte nur ein Bein, das andere hatte er in Stalingrad verloren. Das machte ihn langsam. Wir rauchten. Jede Pause. Es stank nach Pisse und ekligem WC-Stein. An der Klotür stand: »Spaß muss sein, sprach Wallenstein und schob die Eier mit hinein.« Einer stand Schmiere. Wenn der Direktor kam, sind wir in die Kabinen geflüchtet. Nach ein paar Minuten kam ich dann in aller Ruhe aus der Kabine.

»Kuhn, Sie haben geraucht, geben Sie's zu!« hat der Direktor gebrüllt.

»Nein«, habe ich gelogen.

Später hat er mich zu sich ins Büro gerufen. »Der Huber, Belling und Pfeifer haben mit Ihnen geraucht. Geben Sie's zu, und Sie kriegen keinen Verweis«, hat er gesagt.

Ich weiß nicht mehr genau, was ich geantwortet habe. Er behauptete, ich hätte ihn Nazischwein genannt.

Eine Woche später war ich auf einer schönen neuen Schule. Da durfte man auf dem Pausenhof rauchen.

Ein letzter Akt der Befreiung: Ich geh mal Zigaretten holen

In manchen Momenten des Lebens gibt es nichts mehr zu sagen. Da ist jeder Streit gestritten. Was immer man sagt und tut, es ist falsch.
Doch es gibt immer einen Zigarettenautomaten auf der sonnigen Seite des Lebens. Manchmal sollte man sich da eine Packung holen.

Die 27-Züge-Meditation
Teil 2

Nimm einen tiefen Zug aus der Zigarette. Saug den Rauch in deine Lunge ein. Dann lass ihn wieder hinaus. Langsam. Lass ihn durch die Luftröhre – – – über die Lippen – – – und die Nase – – – ausströmen – – – aus deinem Körper. Auf den Moment der Konzentration folgt die Verflüchtigung. Es ist der natürliche Rhythmus des Rauchens, der Takt des Atmens, die Wiederkehr des Lebens.

1. Einsaugen, ausatmen
2. Einsaugen, ausatmen
3. Einsaugen, ausatmen
4. Einsaugen, ausatmen
5. Einsaugen, ausatmen
6. Einsaugen, ausatmen
7. Einsaugen, ausatmen
8. Einsaugen, ausatmen
9. Einsaugen, ausatmen
10. Einsaugen, ausatmen
11. Einsaugen, ausatmen
12. Einsaugen, ausatmen
13. Einsaugen, ausatmen

14. Einsaugen, ausatmen
15. Einsaugen, ausatmen
16. Einsaugen, ausatmen
17. Einsaugen, ausatmen
18. Einsaugen, ausatmen
19. Einsaugen, ausatmen
20. Einsaugen, ausatmen
21. Einsaugen, ausatmen
22. Einsaugen, ausatmen
23. Einsaugen, ausatmen
24. Einsaugen, ausatmen
25. Einsaugen, ausatmen
26. Einsaugen, ausatmen
27. Einsaugen, ausatmen

Yeah! Feel it!

Literaturhinweise

Das kleine Buch für den unverdrossenen Raucher, München: Heyne, 1994

Raucher sind auch nur Menschen. Aufmunternde Geschichten, München: Herbig, 2004

Carroll, Sue/Brealey, Sue: *The Joy of Smoking. The Light-Hearted Look at Lighting Up,* London: Blake, 2005

Cockerill, George/Owen, David: *The Easy Way to Start Smoking. A Step-by-Step Guide to Smoking Twenty Cigarettes a Day, and Loads More in the Evening,* London: Robson, 2005

Colby, Lauren: *In Defense of Smokers,* www.lcolby.com

Dieterich, Claus-Marco: *Dicke Luft um Blauen Dunst. Geschichte und Gegenwart des Raucher/Nichtraucher-Konflikts*, Marburg: Jonas, 1998

Dormagen, Christel/Klein, Ingrid: *Blauer Dunst. Geschichten ums Rauchen*, Hamburg: Rowohlt, 1991

Feinhals, Josef: *Vom Glück des Rauchens. Der Tabak und seine Genüsse,* Dortmund: Harenberg, 1983

Hoppe, Ulrich: *Paff! Die Raucher schlagen zurück,* Bergisch Gladbach: Bastei-Lübbe, 1989

Klein, Richard: *Schöner blauer Dunst. Ein Lob der Zigarette*, München: Hanser, 1995

Matthes, Hermann/Witt, Rainer: *Ich rauche gern. Der unentbehrliche Ratgeber für autonome Teeroristen, militante*

Nichtraucher, Passivraucher und Nikotin-Flüchtlinge, Frankfurt a. M.: Eichborn, 1996

Pawek, Karl: *Die Geschichte des Rauchens*, www.geschichte-des-rauchens.de

Peri Rossi, Cristina: *Die Zigarette. Leben mit einer verführerischen Geliebten*, Berlin: Berenberg, 2004

Sante, Luc: *No smoking*, München: Collection Rolf Heyne, 2005

Svevo, Italo: *Die Kunst, sich das Rauchen nicht abzugewöhnen. Von Greisen, Dichtern und letzten Zigaretten*, Hamburg: Rowohlt, 2002

von der Heydt, Imre: *Rauchen Sie? Verteidigung einer Leidenschaft*, Köln: Dumont Literatur und Kunst Verlag, 2005

Oliver Kuhn/Antje Steinhäuser
Sorge dich nicht – fege!

Die Kunst, Frieden mit Wollmäusen und
Wäschebergen zu schließen
Mit Fotos von Veronika Immler

160 Seiten

Warum bewahren Männer alles in Stapeln auf? Welches sind die häufigsten Hausfrauenkomplexe und wie befreit man sich von ihnen? Wie erkennt man 800 Kleinteile am Einsauggeräusch des Staubsaugers? Und wohin mit den hässlichen Bastelarbeiten, die der Nachwuchs stolz aus dem Kindergarten mitbringt?
In fünfzig zauberhaften und urkomischen Kapiteln erzählen die Autoren von den Nöten der Hausfrau, der Pracht des Missgeschicks und der verborgenen Energie der alltäglichen Katastrophen. Mit seinen wunderbaren Fotos öffnet das Buch uns die Augen für die Schönheit des Staubs und die Poesie der Unordnung – kurz: für den verkannten Zauber des Haushalts.

Das perfekte Gegenmittel bei akuter Bügelpanik,
Staubverdrossenheit und Abwaschfrust.